DECADÊNCIA DA PSIQUIATRIA OCIDENTAL

GUIDO ARTURO PALOMBA
Psiquiatra Forense.
Ex-presidente e Membro Emérito da
Academia de Medicina de São Paulo.
Membro Titular da Academia Paulista de História.
Membro Titular da Academia Cristã de Letras.
Diretor Cultural da Associação Paulista de Medicina.

DECADÊNCIA DA PSIQUIATRIA OCIDENTAL

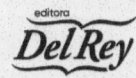

Belo Horizonte
2021

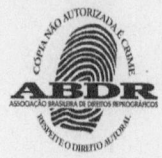

Copyright © 2021 Editora Del Rey Ltda.
Nenhuma parte deste livro poderá ser reproduzida, sejam quais forem os meios empregados, sem a permissão, por escrito, da Editora.
Impresso no Brasil | *Printed in Brazil*

EDITORA DEL REY LTDA.
www.editoradelrey.com.br

Editor: Arnaldo Oliveira

Editor Adjunto: Ricardo A. Malheiros Fiuza
(*in memoriam*)

Coordenação Editorial: Letícia Neves

Diagramação e revisão: Know-how Editorial

Editora:
Rua dos Goitacazes, 71 – Lojas 20 a 24
Centro – Belo Horizonte – MG
CEP 30190-050

Comercial:
Tel.: (31) 3284-3284
vendas@editoradelrey.com.br

Editorial:
editorial@editoradelrey.com.br
Tel.: (31) 2516-3340

CONSELHO EDITORIAL:
Alice de Souza Birchal
Antônio Augusto Cançado Trindade
Antonio Augusto Junho Anastasia
Antônio Pereira Gaio Júnior
Aroldo Plínio Gonçalves
Carlos Alberto Penna R. de Carvalho
Dalmar Pimenta
Edelberto Augusto Gomes Lima
Edésio Fernandes
Felipe Martins Pinto
Fernando Gonzaga Jayme
Hermes Vilchez Guerrero
José Adércio Leite Sampaio
José Edgard Penna Amorim Pereira
Luiz Guilherme da Costa Wagner Junior
Misabel Abreu Machado Derzi
Plínio Salgado
Rénan Kfuri Lopes
Rodrigo da Cunha Pereira

P181d   Palomba, Guido Arturo.
         Decadência da psiquiatria ocidental / Guido Arturo Palomba
         Belo Horizonte: Del Rey,
         x i, [200] p.: Inclui bibliografia.

         ISBN 978 65 00 315 46 2

         1. Psiquiatria História I. Título

                                              CDU 616.89 (091)

Ficha catalográfica elaborada pela bibliotecária Meire Luciane Lorena Queiroz CRB 6/2233.

Dedicado à filha, Maria Cecilia Jabur Palomba,
aos pais, Cecilia e Giovanni Palomba (*in memoriam*),
e à neta Maria Jabur Palomba Varo.

SUMÁRIO

INTRODUÇÃO 1

1ª Parte
NASCIMENTO E GLÓRIA
DOS TEMPOS IMEMORÁVEIS
ATÉ O FINAL DO SÉCULO XX

Capítulo 1
　　DA ANTIGUIDADE À IDADE MÉDIA 13

Capítulo 2
　　DA IDADE MÉDIA À IDADE MODERNA 17

Capítulo 3
　　DO INÍCIO DA IDADE MODERNA 19

Capítulo 4
　　DO FINAL DA IDADE MODERNA 23

Capítulo 5
DO INÍCIO DA IDADE CONTEMPORÂNEA........... 27

Capítulo 6
DO INÍCIO DO SÉCULO XIX................................ 37

Capítulo 7
VILA DOS LOUCOS, PRIMÓRDIOS DAS RESIDÊNCIAS TERAPÊUTICAS.. 41

Capítulo 8
DE MEADOS DO SÉCULO XIX A MEADOS DO SÉCULO XX.. 49

Capítulo 9
DA SEGUNDA METADE DO SÉCULO XX............ 65

2ª Parte
DECADÊNCIA
DO INÍCIO DO SÉCULO XXI AOS DIAS ATUAIS

Capítulo 10
O INÍCIO DA DECADÊNCIA.................................. 85

Capítulo 11
LAVAGEM DO CÉREBRO DOS PSIQUIATRAS......... 89

Capítulo 12
A EPIDEMIA DE VENDA DE REMÉDIOS PSIQUIÁTRICOS... 95

Capítulo 13
OS PROTOCOLOS E INSTRUMENTOS NO LUGAR DA PSICOPATOLOGIA....................................... 103

Capítulo 14
A MORTE DOS LIVROS-TEXTOS......................... 111

Capítulo 15
    A DESTRUIÇÃO DE ÍCONES 119

Capítulo 16
    A CONSTRUÇÃO DEFORMADA DE "DOENÇAS" 127

Capítulo 17
    O USO IMPRÓPRIO DA INTELIGÊNCIA ARTIFICIAL... 149

Capítulo 18
    BASTIÕES DE RESISTÊNCIA.. 161

Capítulo 19
    PARA RECUPERAR A GLÓRIA PERDIDA........................ 171

    LISTA DE DIAGNÓSTICOS PSIQUIÁTRICOS 187

    REFERÊNCIAS 193

INTRODUÇÃO

Os psiquiatras hodiernos passaram e passam por lavagem cerebral, somente possível por desconhecimento do arco histórico que lhes permitiria resistir à atual decadência da Psiquiatria. Veriam como a especialidade foi se desenvolvendo desde os primeiros tempos para se organizar no século XIX e atingir o seu apogeu no século XX. Ajudaria a formar a consciência de como e por que tão rapidamente decaiu nessas duas primeiras décadas do século XXI, sendo a especialidade médica que mais se deteriorou no período. Os atuais fundamentos da especialidade, métodos de avaliação e sistemas de classificação parecem feitos sem conhecimentos mínimos do que seja uma verdadeira doença mental, com graves consequências na terapêutica. A Psiquiatria de hoje não tem bordas, limites rígidos a definir o que é e o que não é patológico, permitindo chamá-la de especialidade lassa, cujos diagnósticos e quadros clínicos foram e são alargados praticamente *ad infinitum*. Ou seja: todos os seres humanos, e aqui não é força de expressão, podem ser emoldurados nos manuais de classificação de doenças mentais, o que, obviamente, é um absurdo, pois a maioria das pessoas é normal.

A essência desse estado de bizarria recai nas indústrias farmacêuticas, que nessas duas últimas décadas viram grande potencial lucrativo nos psicofármacos e agiram, via *marketing*, com extrema eficiência. O resultado fez da Psiquiatria a especialidade que mais contribui com os lucros na venda de remédios, à custa de sua degradação.

Para dar rápida ideia do grave problema, cite-se que hoje se vende mais antidepressivo do que pomada para assadura (Hipoglós), mais ansiolítico (Rivotril) do que analgésico (Tylenol). Receitam-se "pílulas da felicidade", também conhecidas como "moduladores do humor", para engordar, emagrecer, tensão pré-menstrual, parar de fumar, para pré-adolescentes e pacientes senis, gestantes e até para aqueles que ficaram tristes porque morreu o bicho de estimação.

Recorde-se que todo o saber psiquiátrico erigido nos séculos XIX e XX, descrito magistralmente em tratados de Psiquiatria, hodiernamente não existe no ensino da especialidade, nem como história. Mais que isso, a Psicopatologia, parâmetro e base do exercício da profissão, que nos tempos áureos foi utilizada para definir e caracterizar o quadro clínico observado, hoje está completamente enterrada. Foi substituída pela Classificação Internacional de Doenças (CID) e o seu arremedo americano, Manual Diagnóstico e Estatístico de Doenças Mentais (DSM, sigla em inglês), patrocinados, direta e indiretamente, por aqueles interessados.

Esses catálogos se baseiam em infantis métodos chamados de protocolos. São padronizações de certas características

INTRODUÇÃO

às quais o examinador (que não precisa ser médico) assinala se o examinado as apresenta ou não. Por exemplo, se manifestou: a) dificuldade de confiar em outros indivíduos; b) sensação de estar sozinho; c) sentir que a vida não tem finalidade; d) senso diminuído quanto ao próprio papel na vida; e) dificuldade ou relutância em buscar os próprios interesses etc. E quantas vezes por semana ocorreu, uma, duas, três ou mais. Somam-se os pontos, comparam-se com os abrangentes gabaritos e daí vem o diagnóstico, que justifica a emissão da receita, com a "devida" prescrição do psicofármaco.

Os psiquiatras dessas duas últimas décadas não estão preparados para estabelecer diagnósticos corretos, pois não têm livros-textos que poderiam lhes dar o norte, e assim acabam tachando indivíduos absolutamente normais como portadores de males dos quais nunca padeceram. A bem ver, três diagnósticos tornaram-se os maiores tumores nosográficos da atualidade: se o paciente tem até 17 anos, a chance de ser diagnosticado com "transtorno do déficit de atenção e hiperatividade" (TDAH) é altíssima; dos 18 aos 64, "transtorno bipolar"; e dos 65 em diante, "doença de Alzheimer". Caso escape desses estereótipos, não estará livre de receber outros rótulos pois, como já dito, qualquer ser humano sadio pode ser encaixado naqueles catálogos e tachado como doente ou perturbado da mente.

Para dar ideia do que se está a dizer, o DSM-V, entre outras inúmeras impropriedades, incluiu na lista de doentes mentais os tabagistas, no número 305.1, "Transtornos relacionados ao tabaco, especificar a gravidade, (__) leve, (__) moderada, (__) grave". Ou seja, grande parte dos franceses, espanhóis, metade dos montenegrinos, gregos e mais de 40%

dos russos estão inseridos nesse subproduto da cultura psiquiátrica, porque são fumantes.

Na CID-11, um outro tanto, chamado de "Dependência à nicotina", sob o código 6C4A.2, com três tipos e quatro subtipos. Assim, todos os fumantes estão incursos na *Classificação de transtornos mentais e de comportamento*, 11ª revisão.

Porém, esse ainda não é o maior óbice dos problemáticos catálogos. O fato alarmante é que muitos dos atuais psiquiatras, ao usar o DSM e a CID, sentem-se técnica e cientificamente protegidos, a acreditar que praticam Psiquiatria de qualidade, o que é exatamente o oposto. Ao aceitarem e utilizarem os procedimentos e métodos medíocres que lhes são oferecidos, sem livros-textos, carecem do conhecimento dos grandes mestres, os quais poderiam ser usados para criticar e frear a decadência da Psiquiatria do século XXI.

Não para aí. Há estoutro enorme problema: a CID e o DSM substituíram os tratados de Psiquiatria e se tornaram as atuais "bíblias" contemporâneas de todo o saber psiquiátrico. Praticamente sem exceção, e se tiver são raríssimas, os profissionais dessa área médica, no século XXI, seguem e rezam pela CID e DSM. Todos.

Dirão os seus defensores que os catálogos de classificação são ótimos, uma vez que foram produzidos por consenso entre muitos psiquiatras de vários diferentes países, os quais chegaram a um determinado senso comum, uniformizando, dessarte, a linguagem psiquiátrica. Ainda segundo os seus apoiadores, antes deles, cada país, cada psiquiatra, tinha a sua escola predileta, os seus mestres, os seus autores de base, o que, ao cabo, resultava em desarmonia de linguagem. Falso,

INTRODUÇÃO

primeiramente porque a doutrina seguida por cada um individualmente – por exemplo, esquizofrenia de Bleuler ou de Kraepelin – permanece no mesmo modo de entendimento coletivo, cujo significado e medida são dados pela ciência que se chama Psicopatologia, a qual nem varia nem modifica: uma alucinação é uma alucinação; um delírio é um delírio; uma anosognosia é uma anosognosia, que são fenômenos independentes da concepção deste ou daquele autor. Aqui não há espaço para interpretação, pois a Psicopatologia, como dito, é um *método científico de conhecimento*. Respeitando-a, todos passam a falar a "mesma língua".

O que pode variar entre duas escolas diversas são as etiologias, as quais, para os organicistas, estão mais no orgânico, e, para os idealistas, mais na psique. Pode também divergir o modo como se vai abordar a evolução e o prognóstico da doença, bem como o tratamento e até mesmo a própria nosografia, espécie de organismo vivo que nasce, permanece ou morre naturalmente dentro do saber médico universal, fato que sempre se verificou desde os primórdios da Medicina.

Esses dois "catálogos-bíblias" nasceram tímidos e não como resultado da ciência, mas da política. Começou no DSM-III, em 1980, que foi o primeiro a introduzir modelo engessado para definir os transtornos mentais, na tentativa de autoafirmação da Psiquiatria americana, que ficou muitas décadas parada, por estar sob o domínio da psicanálise, que não faz diagnósticos. A seguir veio a CID-9, que embarcou na mesma carripana. E ambos, depois de sucessivas revisões, foram "aprimorados" e aí estão magnânimos a avassalar a Psiquiatria.

Relembre-se que os tratados clássicos foram escritos por pensadores plurais, homens que sabiam filosofia, antropologia, história, bem como escritores de largo brilho. A CID e o DSM, por sua vez, foram erigidos por ninguém sabe quem. Desafia-se o Leitor a declinar o nome de um só participante que os produziu. Se conseguir será uma raríssima exceção, pois são centenas, milhares de médicos anônimos convidados por critérios políticos que se reuniram para definir, por exemplo, o conceito de transtorno bipolar, doença de Alzheimer, além de criarem e aprovarem nomes esdrúxulos como "transtorno opositor desafiador", que qualquer criança normal pode ter, ou "transtorno da ruminação", "transtorno da interação social desinibida", entre centenas de outras "pérolas". Pior que isso, nomes seculares foram completamente excluídos, por exemplo, para ficar apenas nos dois maiores: histeria e epilepsia.

Haverá certamente quem diga que é bom que tenha havido a reunião de mil pessoas para debater e concluir o que são os transtornos mentais, com base no apotegma: "grandes assembleias, grandes ideias".

Ledo engano, pois a maioria reunida, que forma a alma coletiva, é sempre *bem* inferior à alma individual de cada um de seus componentes.

Funciona pouco mais ou menos como em uma maratona, na qual os atletas que estão na ponta precisam retardar a marcha para ficar harmônicos à massa compacta.

Em ciência, em história, em arte, em filosofia, em qualquer outra área do saber as concessões são nocivas, pois podem, como no caso da Psiquiatria, ser instrumento de manobra para afrouxar os critérios científicos, tolerar imprecisões, lassear diagnósticos, aumentar prescrições e vender remédios desnecessários.

É o que se verifica hodiernamente com a Psiquiatria: totalmente dominada pelas multinacionais farmacêuticas, sem a Psicopatologia para lhe definir os limites, sem livros-textos como freios, a vitimizar, em escala pandêmica, centenas de milhões de pessoas, condenando-as a ingerir desnecessariamente bilhões de comprimidos de psicofármacos sem real necessidade.

É a decadência da Psiquiatria ocidental, que é o que se pretende mostrar no correr do livro, dividido em duas Partes. Na *primeira*, dos tempos imemoráveis até o final do século XX, em cujo conteúdo procura-se trazer algumas das inúmeras gemas preciosas que criaram a Psiquiatria imortal, levando-a ao apogeu na segunda metade do século XX, mesma época em que começam os pródromos de sua derrocada.

Na *segunda*, mostra-se como a decadência se fixou nas duas primeiras décadas do século XXI, consubstanciada na lavagem do cérebro dos psiquiatras, na epidemia de venda de remédios, na destruição de ícones, na implantação dos infantis protocolos e instrumentos e na morte dos livros-textos.

Recorde-se que estamos em plena era digital e isso tem levado à crescente perda do pensar profundo, reduzindo a parte intelectual a uma sucessão de reações semiautomáticas, das quais as máquinas fazem parte e são alimentadas diuturnamente, com infinidade de matérias, fotos, fatos verdadeiros ou falsos ou manipulados etc., que, em círculo vicioso, voltam como fonte de consulta para quase tudo, a saciar a curiosidade superficial e momentânea das pessoas. Assim, não poderia ser esquecida essa importantíssima área e as suas adversidades na Psiquiatria. A bem ver, dois problemas são extremamente preocupantes.

O primeiro é que a computação quântica apenas acaba de nascer e daqui a pouco estará a liderar a revolução mundial que atingirá praticamente todas as áreas das ciências, para o bem e para o mal, entre elas, auxiliar na descoberta de novos medicamentos e, via eficiente *marketing*, entupir cada vez mais os fígados e rins já cansados de filtrar os abundantes psicofármacos hoje ditos de "última geração", velhos amanhã.

O segundo grande problema é que o mundo digital, em Psiquiatria, não ficará reduzido a apenas pesquisas de remédios. Irá muito além, com banalizações absurdas, lembrando que já são realidade programas de computador que podem ser baixados no celular, os quais avaliam o grau de tristeza do usuário pela quantidade de vezes que este acessou determinados *sites*, associado a sua fisionomia, o seu penteado, desde que olhe para a câmera. Em segundos, o diagnóstico, a sugestão do remédio e do médico em plantão virtual, que poderá assinar a receita digitalmente. A seguir, o *link* das farmácias com o tempo que o motoboy ou o *drone* levará para entregar, quanto custa e em quantas vezes poderá pagar. Isso já existe em vários países e está em plena expansão no Brasil. É a Psiquiatria volátil e sem base, na qual muito bem se encaixam as palavras de LYBIO MARTIRE JUNIOR, presidente da Sociedade Brasileira de História da Medicina, o qual adverte que "caminha cegamente pelo presente o médico que não conhece o passado, muito empolgado com os avanços tecnológicos, sentindo-se orgulhoso e onipotente, e

INTRODUÇÃO

não percebe que, apenas e simplesmente, vai tateando o caminho à sua frente, usando a tecnologia como um cajado".[1]

Assim, no antepenúltimo capítulo, aborda-se o uso impróprio da inteligência artificial na Psiquiatria. No penúltimo, mostra-se a Psiquiatria Forense como o derradeiro reduto a resistir a tamanha decadência. E, no último, faz-se digressões sobre como recuperar a glória perdida.

São Paulo, maio de 2021.

Guido Arturo Palomba

---

[1] MARTIRE, L. J. *História da medicina*. São Paulo: Suplemento Cultural da Associação Paulista de Medicina, n. 314, nov./dez. 2019. p. 2.

1ª PARTE

NASCIMENTO E GLÓRIA
DOS TEMPOS IMEMORÁVEIS ATÉ O FINAL DO SÉCULO XX

CAPÍTULO I

DA ANTIGUIDADE À IDADE MÉDIA

Psique: sopro em grego, o mesmo que *pneuma*, *ar*, *alma*, em latim. *Yatreia*, também em grego: medicina. Ou seja, medicina da alma, tão antiga quanto a própria humanidade.

Quando o *hominídeo* desceu das árvores, se tornou *homo sapiens*, desenvolveu a linguagem e identificou pela primeira vez um ser que não era tão semelhante a ele – pois falava coisas que ninguém entendia, ouvia vozes que ninguém ouvia, ou apresentava comportamento bizarro, estranho, esquisito –, deu um nome para caracterizar tal indivíduo. Chamou-o de epiléptico, que quer dizer possuído pelo demônio: *epi*, o que está acima; *lepsis*, abater; *epilepsis*, abater por cima, pois os antigos entendiam que o diabo vinha por cima e abatia o sofredor.

Como sinônimos de epilepsia usava-se: *morbus sacer* (mal sagrado); *morbus lunaticis* (mal lunático), *morbus demoniaci* (mal demoníaco) e outros semelhantes.

À época havia três tipos de epilepsia: a completa, quando o diabo vinha por cima e abatia o indivíduo, que ficava se debatendo no chão, soltando gritos e escuma sanguinolenta pela boca retorcida (hoje corresponde à epilepsia neurológica); o segundo, quando a possessão demoníaca era parcial e o indivíduo ficava falando coisas incompreensíveis (delírios) e tendo visões estranhas, a escutar vozes que ninguém escutava [alucinações visuais e auditivas (corresponde às psicoses)]; e o terceiro tipo dizia respeito ao homem ruim, votado ao diabo, com o qual fazia pactos e feitiçaria (corresponde aos psicopatas, condutopatas, sociopatas).

No Direito Romano antigo, para designar o endemoninhado, os termos usados foram os seguintes: furioso (*furiosus*, que tem o espírito em fúria e as paixões sem freios) e mentecapto (*menti* e *captus*, mente aprisionada).

O energúmeno (do grego *energóumenos*, possuído por demônio) era posto de lado, posto de parte, alheado, alienado pelas pessoas, donde o nome *alienatio mentis*, alienado mental, dado por ASCLEPÍADES BETINIENSIS, ao redor do ano 150 a.C.; ele notara que não só as pessoas alheavam o louco mas até os cães ladravam quando um passava.[1]

Contra os possuídos pelo diabo o homem, para alheá-los, praticou as mais atrozes condutas, desde escorraçá-los para fora dos muros da cidade, condenando-os à vida errante, até confiá-los a barqueiros que os transportavam em suas naus para desembarcá-los em alguma terra distante. Eram as famosas *Naus dos Loucos*,[2] característica marcante deste primeiro momento do embate normalidade *versus* loucura.

Ao contrário do que se poderia supor, o louco ali descarregado não era livre na longínqua terra. Em verdade

---

[1] VAZ, A. F. *Tratado de psiquiatria*. São Paulo: Edigraf, 1971. p. 9.
[2] FOUCAULT, M. *História da loucura*. São Paulo: Perspectiva, 1978.

estava solidamente acorrentado à infinita encruzilhada da imensa incerteza com o totalmente estranho, na extensão de um local completamente desconhecido. Esse primeiro momento vai até meados do século XVI, e até essa data quantos e quantos mares não foram singrados por essas lúgubres embarcações.

A loucura não era para o homem do passado uma doença médica como outra qualquer, muito embora HIPÓCRATES (460-377 a.C.) e os autores do *Corpus Hipocraticum* tenham expressado noções médicas, reconhecendo a existência de processos orgânicos na sua gênese. Os humores explicariam o funcionamento mental, e a crise nesse sistema resultaria na loucura.

As diversas formas de alienação, como a epilepsia, em HIPÓCRATES, nada têm de sagrado, como se afirmava. A unidade do cérebro também era fundamental para a saúde mental, germe do organicismo que seria retomado muitos séculos depois, quando já nascida a Psiquiatria.

Contra esse caráter sagrado que reinava sobre a doença mental, alguns gritos se levantaram, sem contudo terem sido suficientemente fortes para sufocar a voz da maioria mística.

Depois de HIPÓCRATES veio o médico grego ASCLEPÍADES BETINIENSIS (amigo do jurisconsulto CÍCERO), que mantém a mesma versão organicista, e, mais tarde, o médico romano CELSUS (42 a.C.-37 d.C.) ratifica a posição. O grande nome após CELSUS é ARETEU DA CAPADÓCIA (séculos II-III d.C.), que inaugura a balneoterapia, terapia pelas águas e banhos, por suas boas consequências sobre o físico e o mental.

Vieram outros: SORANUS DE ÉFESO, autor de *De morbis acutis et chronicis*, o grande CLAUDIO GALENO (131-200 d.C.), com a *phrenitis*, e o conceito de *pneuma*, ar, alma, e ainda CELIO AURELIANO (metade do século II d.C.), que reuniu alguns fatores que poderiam causar doenças mentais, como ferimento na cabeça, supressão da menstruação, superstição etc.

A doutrina que imputava ao demônio a origem da loucura, entretanto, preponderava, e assim foi por cerca de 1.500 anos da era cristã. Perdurou por toda a Idade Média.

CAPÍTULO 2

DA IDADE MÉDIA À IDADE MODERNA

O caráter sagrado dado à loucura, e o exorcismo, tiveram ponto culminante com a edição do *Malleus maleficarum*, em 1484, reeditado várias vezes, que se destinava a instruir os inquisidores e eclesiásticos a identificar casos de possessão demoníaca e a proceder eficazmente nessas situações. Em 1576, JERÔNIMO MENGHI DE VIADANA (1529-1609) editou o *Compêndio da arte exorcista*, em cujo texto doutrinário explicava metodicamente "as estupendas operações do demônio para dominar a mente humana e os modos de ação demoníaca sobre o cérebro".[1]

Praticamente toda a Idade Média ficou mergulhada na escuridão mágico-mística, salvo raras exceções de alguns homens de luzes, cujas vozes, entretanto, à época, fizeram pouco eco. Entre eles, destaque merece o árabe UNHAMMAD, que no século IX desenvolveu uma classificação das doenças

---

[1] PESSOTTI, I. *A loucura e as épocas*. São Paulo: Editora 34, 1994. p. 109.

mentais, e ISAAC JUDAEUS (855-955), médico judeu egípcio que descreveu a melancolia como sendo uma doença. Talvez o maior dessa obscura época tenha sido ALI AL-HUSAYN IBN SINA (980-1037), conhecido como AVICENA, que escreveu um volumoso *Princípios da medicina*, com capítulos sobre mania e melancolia. O mesmo grau de importância tem IBN ZUHR, conhecido como AVENZOAR (1162) e IBN RUSHD, conhecido como AVERROÉS (1198), ambos médicos; o segundo, discípulo do primeiro. Abordaram as questões da demonologia com racionalismo, rejeitando as ideias místicas que imperavam à época.

Nessa mesma linha esteve o espanhol MOSES BEN MAIMON, conhecido como MAIMÔNIDES (1135-1204), que escreveu sobre as doenças da alma, referindo-se aos temas que envolviam características anímicas, como o bem e o mal, o bom e o perverso.

Porém, categoricamente, o caráter místico imperava, mas também, à medida que o tempo ia passando, as ideias racionais se desenvolviam, tomando o lugar do misticismo. Com JOHANN WEYER tem-se o marco divisório.

CAPÍTULO 3

DO INÍCIO DA IDADE MODERNA

A grande virada no entendimento das possessões demoníacas dá-se com JOHANN WEYER (1515-1588), holandês que aos 19 anos foi estudar Medicina em Paris e lá se tornou médico particular do duque CLÉVES, que padecia de depressão crônica. À época os feiticeiros iam para a fogueira, e o duque tinha muitos parentes que haviam ficado insanos e, durante a insanidade, manifestaram sintomas iguais aos dos feiticeiros, o que despertou a curiosidade de WEYER. Procurou então investigar todos os casos notificados de feitiçaria, acumulou dados, entrevistou acusadores e acusados e depois, de maneira cuidadosa e sistemática, destruiu as acusações com explicações naturalistas. Por 12 anos continuaram as suas pesquisas sobre os abusos que envolveram as identificações de feitiçaria, até que, em 1563, publicou *De praestigiis daemonum* ("Da ilusão dos demônios"), traduzido para o alemão quatro anos depois. Na obra acreditava firmemente que "essas doenças cuja origem são atribuídas à feitiçaria provêm de causas naturais".[1] Este foi o primeiro trabalho sistemático que refutava, categoricamente, a crença que admite serem os demônios a causa das enfermidades mentais. WEYER tem muitos defensores nos dias de hoje que alegam ser ele o Pai da Psiquiatria Moderna, porém, mais adequado seria avô.

Uma sua obra menos conhecida, mas de importância, foi o *De ira morbo* ("Sobre a doença da raiva"), publicado em 1577, em cujo livro descreve os males que essa doença causa no psiquismo. Escreveu, ainda, *De Commentitiis jejuniis* ("Sobre o falso jejum"), motivado pelo caso de uma sua paciente, Bárbara Krämers, de dez anos, que supostamente ficara seis meses sem comer e sem beber, e também sem fazer necessidades fisiológicas durante o período. WEYER desmascarou a farsa fazendo um furo entre o porão e o chão da cozinha de sua casa, para onde removera a menina, a fim de observar os movimentos da irmã da paciente, que a acompanhava e que não tardou a ser flagrada apoderando-se de comida e levando-a para sua irmã.

Um outro nome que se destaca nessa época é o de LIVINIUS LEMNIUS (1505-1568), e a obra *Oculta natural miracula* (1558), que também desenfeitiça o mundo diabólico (*apud* PESSOTTI).[2]

Assim, a razão começava a dispensar as trevas da ignorância, da superstição e da tirania. Na Inglaterra, REGINALD SCOT publica *The discoverie of witchcraft* (1568), em que descreve as bruxas como pobres velhas que não podiam prejudicar ninguém. Antes disso, na Alemanha, CORNÉLIO AGRIPPA (1486-1535), médico, advogado,

---

[1] ALEXANDER, F. *História da psiquiatria*. São Paulo: Ibrasa, 1968. p. 129.
[2] PESSOTTI, I. *A loucura e as épocas*, cit., p. 120.

alquimista, contestou a realidade da bruxaria no livro *De oculta philosophia*.³

A semente da razão fora plantada: é a Renascença, mas ainda levaria bom tempo para crescer e dar seus frutos. Em verdade, desde *Da ilusão dos demônios* (1563), até a execução da última feiticeira (1762),⁴ morta nas fogueiras da Inquisição, passaram-se 200 anos, embora já existissem hospícios, o primeiro criado pela Igreja Católica (*hospitium*, hospitalidade, hospedagem, hotel, pensão de alienados mentais), em 1409, Valência, Espanha, obra do frei JUAN GILBERT JOFRÉ, com a aprovação do rei MARTIN, o Humano. (No Egito, em 875, existia um sistema asilar embrionário, que viria a dar origem aos modelos europeus; chamava-se Ahmed-Ibu-Tulun.) Ao hospício de Valência seguiu-se o de Saragoza (1425), depois Sevilha (1436) e Toledo (1483), todos, obras da Igreja Católica.

Na Renascença florescia, filosoficamente, o racionalismo, e pode-se dizer que as primeiras grandes manifestações dessa nova mentalidade são dadas por COPÉRNICO (1473-1543), por KEPLER (1571-1630) e por GALILEU (1564-1642), que revolucionaram a concepção do mundo natural, com consequências psíquicas extraordinárias, encarando, com a intuição heliocêntrica, de modo inteiramente novo, as relações do homem com o universo, possibilitando ao ser humano se individualizar (indivíduo, indivisível) perante o infinito. A revolução copernicana fez com que o homem perdesse

---

[3] RIBEIRO JÚNIOR, J. *Notícias Bibliográficas e Históricas*, ano 29, Campinas: PUC, n. 165. p. 135.
[4] TOYNBEE, A. *A humanidade e a mãe terra*. Rio de Janeiro: Zahar, 1982. p. 657.

a sua posição majestática de centro do universo, para ser grão de pó na máquina cósmica infinita.

Com a Renascença a loucura veio a ser vista como forma relativa à razão. Uma recusa a outra, se identificam e se isolam mutuamente. Isso foi possível graças à dialética: tese, antítese e síntese.

Como resultado prático, só existe a loucura porque existe a razão, e quem não a possui, o louco, precisa ser isolado dos normais. Assim, no Velho Mundo foram fundadas as famosas *Casas de Internamento*. Sucede que o desprovido de razão, embora não fosse visto como um possuído pelo demônio, não era, entretanto, entendido como um doente, mas como devasso, decaído, gente que não presta para nada, motivo pelo qual acabava acorrentado e trancafiado nessas casas, junto com prostitutas, doentes venéreos e criminosos comuns. O louco passa de endemoninhado para degenerado. Por ser assim, era-lhe preconizado o trabalho forçado, pois se é decaído pressupõe-se que seja preguiçoso, e a preguiça é o mal maior que tem de ser combatido, e nada melhor do que condená-lo ao seu contrário, ou seja: ao trabalho duro.

Porém, os loucos são incapazes até de gerir as suas próprias pessoas e incapazes de seguir as regras coletivas, o que para logo foi notado, gerando a necessidade de criarem um tratamento especial só para eles. Foi quando surgiram, no século XVIII, os famosos aparelhos de coação, a "jaula de vime", que prendia o doente, deixando só a cabeça de fora, e o "armário", que o trancava em pé.

CAPÍTULO 4

DO FINAL DA IDADE MODERNA

Esse período, marcado pelo nascimento e proliferação das Casas de Internamento, durou cerca de 200 anos, quando, paulatinamente, a loucura foi se medicalizando (virando entidade médica). À época surgiram concepções psicológicas imparciais, como as dos médicos ingleses WILLIAM HARVEY (1578-1657) e THOMAS SYDEHAM (1624-1689). O primeiro descreveu os efeitos das tensões emocionais sobre a atividade cardíaca, e SYDEHAM proporcionou descrições meticulosas do histerismo e foi o primeiro a notar que os homens podem ser histéricos, embora não tenham útero (*hystericon*, urna, útero).[1]

O incessante movimento de ideias científicas e filosóficas do século XVII continuou e tomou impulso no século seguinte, o que valeu a este o nome de Século Iluminado. O progresso nas ciências exatas durante o Iluminismo foi

---

[1] ALEXANDER, F. *História da psiquiatria*, cit., p. 138.

enorme. LUIGI GALVANI (1737-1798) e a eletricidade; JOHN DALTON (1766-1844) e a teoria atômica. Vieram a locomotiva, o balão, o paraquedas. Na Medicina STEPHEN HALES (1677-1761) desenvolveu método para medir a pressão do sangue, RENÉ LAENNEC (1781-1826) inventou o estetoscópio, LEOPOLDO AVENBRUGGER (1722-1809) introduziu a percussão como método de propedêutica clínica. Assim, as doenças em geral passaram a ser diagnosticadas e descritas com mais precisão.

Na Holanda, o grande HERMANN BOERHAAVE (1668-1738) assevera, pela primeira vez na história, que a epilepsia é uma doença com múltiplas características e "não há nenhum outro morbo que seja tão polimorfo e variado quanto esse".[2]

THOMAS WILLIS (1622-1670) diz que as "lesões da alma" são afeções cerebrais, criando o nome *desipientiae*, a negação de *sapientiae*, ou seja, a loucura. AFONSO BORELLI (1608-1679) no seu *De motu animalium* (1681) acentua ainda mais o caráter organicista da loucura.

Vieram as grandes classificações. Uma delas, muito ampla, é a de BOISSIER DE SAUVAGES (1767); outras: a de ERHARD (1794) e a de VALENZI (1796). Nessa mesma época WILLIAM CULLEN (1712-1790), em sua obra de 1772, emprega, pela primeira vez, o termo *neurose*, para referir-se a manifestação clínica desacompanhada de patologia física, como a febre, por exemplo. Seguem-se os trabalhos de ARNOLD (1782) e de WEICHARD (1790), em cujos esquemas de classificação atribuem ao cérebro a causa do mal,

---

[2] PEIXOTO, A. *Epilepsia e crime*. V. Oliveira, 1898, *in* epígrafe.

reconhecendo, entretanto, os aspectos morais e comportamentais para diferenciar os vários tipos de loucura.

Ao lado desses primeiros esboços de doutrina psiquiátrica, nasceram também algumas correntes curiosas, que são a origem remota do pensamento organicista e do psicanalítico, que vão se desenvolver no momento seguinte. Respectivamente, são a *frenologia* e o *mesmerismo*.

Essas doutrinas pseudocientíficas foram fundadas por dois médicos que estudaram na Faculdade de Medicina de Viena, FRANZ JOSEPH GALL (1758-1828), alemão, e FRANZ MESMER (1734-1815), austríaco, que emigraram para Paris, onde foram recebidos "com aclamações e manifestações de repúdio",[3] ao mesmo tempo.

O primeiro, em 1796, ainda em Viena, criou a *frenologia*, que admitia a possibilidade de reconhecer, pela configuração do crânio, certas funções intelectuais e morais, permitindo diagnosticar um indivíduo pela inspeção e palpação do estojo cerebral, o que atraía o público, porque parecia científico. Essa ideia teve adeptos, e entre os principais destaca-se JEAN-GASPARD LAVATER (1741-1801), que asseverava a possibilidade de "avaliar o caráter do indivíduo pelo aspecto da face".[4]

Quanto a MESMER, criou a teoria do magnetismo animal, a qual tinha a ardente ambição de ver aceita pela comunidade científica da época. As ideias mesmerianas levaram a importantes desenvolvimentos em hipnoterapia, e,

---

[3] CASTIGLIONI, A. *História da medicina*. São Paulo: Companhia Editora Nacional, 1947. v. 2. p. 160.
[4] FLOURENS, P. *De la phrenologie et des estudes vraies sur de cerveau*. Paris: Garnier Frères, 1863. p. 9.

para FRANZ ALEXANDER (1891-1964), essa é a "madrinha histórica da psicanálise".⁵

A Idade Moderna estava a terminar e as grandes doutrinas começavam a fermentar.

JOSEPH DAQUIN (1733-1815) escreveu *Philosophie de la folie* (1791), no qual recomenda "abolição dos grilhões e da reclusão em celas, por ser nocivo aos alienados",⁶ cuja prática aplicou num pequeno hospital de 40 leitos, em Chambéry, na cidade de Savoia (reino separado, agora província, no sudeste da França), permitindo aos internados andar livremente dentro do pátio do hospital. DAQUIN pode ter inspirado PINEL a realizar a sua revolucionária obra (a seguir).

---

⁵ ALEXANDER, F. *História da psiquiatria*, cit., p. 472.
⁶ CASTIGLIONI, A. *História da medicina*, cit., p. 158.

CAPÍTULO 5

DO INÍCIO DA IDADE CONTEMPORÂNEA

A Idade Contemporânea da Psiquiatria começa em Bicêtre (que passou a fazer parte do Hospital Geral de Paris em 1660), com PHILIPPE PINEL (1745-1826), um dos maiores nomes da Psiquiatria de todos os tempos, o qual, em 25 de agosto de 1793, assume as suas funções no hospício, tornando o local uma casa de tratamento, não mais um depósito pétreo de horror e de temor. Introduziu a função médica, esculapiana, ao libertar os loucos de suas correntes, em junho de 1797, e fincou as primeiras bases estruturadas do ensino da Psiquiatria no mundo ocidental. Guardando-se as devidas proporções teológicas e filosóficas, pode-se dizer que PINEL "cristianizou" a loucura, da mesma forma que o catolicismo venceu Roma, que vencia os bárbaros pela força bruta. Ao libertar os loucos, introduziu a compreensão, o que não existia. As Casas de Internamento, paulatinamente, vão virando hospícios (*hospitium*, hospitalidade, amparo). Curiosamente, PINEL foi médico de NAPOLEÃO BONAPARTE (1769-1821).[1]

O primeiro a ser libertado por PINEL foi um capitão inglês, tido como louco furioso, que estava acorrentado em Bicêtre havia 40 anos. O segundo, Chavingé, o bêbado com delírio de grandeza; o quinto, um eclesiástico, delirante agudo, místico, que tinha sido expulso da Igreja por se julgar o próprio Cristo, e estava acorrentado, desde a sua entrada, em 1782. Foram libertados 12 alienados, no primeiro lote. Depois, ao todo, 80.[2]

Esse mesmo tipo de compreensão dos doentes mentais, na mesma época, também existia na Inglaterra, no Retiro de York, um hospício (novo) dirigido pelo quacre SAMUEL TUKE (1732-1822), que não era médico (comerciante de chá), e imprimiu visão de liberdade na maneira de ver o alienado. As estruturas físicas do novel asilo não obedeciam, pela primeira vez na história, aos padrões das velhas instituições, pois parecia ser uma grande fazenda rústica, "sem barras de ferro ou grade nas janelas".[3] Quanto ao Velho Betlehem (antigo mosteiro de Santa Maria de Belém, que virou asilo em 1547), coloquialmente chamado de Bedlan, levou um tempo para assimilar as mudanças.

Na Itália, ao mesmo tempo em que PINEL fazia a reforma, VICENZO CHIARUGI (1759-1820), diretor do hospital Bonifácio, na Toscana, libertava os loucos. Alguns anos depois, em 1813, quando as ideias de PINEL e a fama de Bicêtre

---

[1] SZEKELY, L. *Dicionário enciclopédico de la psique.* Buenos Aires: Claridad, 1958. p. 449.
[2] ESQUIROL, J. E. *Des maladies mentales.* Bruxelles: Tircher, 1838. v. 2. p. 157.
[3] FOUCAULT, M. *História da loucura,* cit., p. 459.

corriam o mundo, o rei de Nápoles (JOAQUIM) promulgou uma lei que mandava reformar o asilo de Aversa, em cujo local havia um sino que marcava, com diferentes toques, desde a madrugada até a hora de dormir, as atividades diárias do manicômio ("sino de Aversa").

PHILIPPE PINEL, como dito, é um dos maiores nomes da Psiquiatria de todos os tempos, e por esse motivo aí vão os dados mais importantes de sua biografia. Nasceu no seio de uma família modesta de cirurgiões no sudoeste da França, foi educado para ser padre. Saiu de casa e foi para Toulouse estudar ciência, onde conseguiu obter o doutoramento, em 1773. Completou os seus estudos com leituras clássicas, por meio de textos médicos científicos em Montpellier, dedicando-se, aí, aos assuntos inerentes à natureza humana, embora mantivesse grande interesse pelas matemáticas.[4] Apresentou vários trabalhos na Academia de Ciências de Montpellier. Nessa cidade, durante quatro anos, frequentou regularmente as aulas públicas da Faculdade, a biblioteca, fez visitas diárias ao hospital, onde deixou anotações sobre a história de pacientes internados. À época dedicava-se ao estudo dos clássicos, modernos e antigos. Continuou o mesmo tipo de atividade em Paris e pode-se dizer que em 1793 PINEL era uma das mentes mais ilustres daquela época de grandes produções intelectuais.[5]

PINEL concorreu várias vezes aos prêmios oferecidos pela Real Sociedade de Medicina da França (que na época já não era mais sociedade real) e ao Prêmio Diert. Nunca ganhou. Em 1784 o júri deste Prêmio concluiu assim: "O sr.

---

[4] WEINER, D. B. *Introductory essay of Philippe Pinel*: the clinical training of doctors. Baltimore: Johns Hopkins University Press, 1980. p. 6.

[5] WEINER, D. B. *Introductory essay of Philippe Pinel*, cit., p. 7.

Pinel tem poucos conhecimentos. É fraco em anatomia. Em fisiologia, embora melhor, seu trabalho não é notável assim como em cirurgia, tanto na parte teórica quanto na prática. Conhece pouca química e um pouco mais de medicina e farmácia. Tem noções adequadas sobre patologia geral mas não sabe lidar objetivamente com assuntos relacionados".[6] Mais de 200 anos depois é difícil julgar a opinião do júri, pois é preciso considerar que PINEL era extremamente tímido, não era bom orador, certamente não se saíra bem nas provas orais, e é difícil imaginar que tivesse poucos conhecimentos básicos de Medicina.

Interessante notar que em 1793, quando já gozava de fama entre os seus pares, época em que iniciava a revolução na maneira de encarar o doente mental, PINEL concorrera ao Prêmio da Sociedade de Medicina, que, neste ano, não premiou as obras concorrentes, pois, para a Sociedade, os competidores não apresentaram nada de novo. O trabalho de PINEL foi apreciado por três juízes do concurso: doutores CAILLE, COQUÉREAU e THOURET. Por outro lado, registre-se que PINEL, um ano antes, recebera a *prix d'encouragement*, *honorable mention* (menção honrosa), pelo manuscrito sob o seguinte título: *Indique a melhor maneira de tratar pacientes cujas mentes se desequilibram antes da senilidade*. Esse trabalho foi lido na Sociedade, em 28 de setembro de 1792 (segundo o livro de minutas).

Em 1784 PINEL frequentava os salões de Madame Helvetius, em Auteuil, no qual médicos e outros discípulos do abade CONDILLAC (1715-1780) reuniam-se desde 1780,

---

[6] *Paris, Faculté de Médicine. Commentaires de 1777 à 1786*. Paris: Steinheil, 1906. v. 2. p. 1136-1137.

até o final de 1790. PINEL foi introduzido neste grupo por GEORGES CABANIS (1757-1808). É de notar que CABANIS enfatizava a relação do corpo com a alma, publicando, em 1802, o livro *Relação entre a natureza física e moral do homem*. É possível que o marquês de CONDORCET (1743-1794), cunhado de CABANIS, partilhasse essas ideias. Outro visitante do salão era BENJAMIN FRANKLIN, que tentou levar PINEL para a América, não logrando êxito pelo alto senso de responsabilidade patriótica de que PINEL era dotado.

Suas convicções científicas, filosóficas e políticas o levaram a unir-se ao destacado grupo de intelectuais franceses conhecidos como *Ideologes* (Ideólogos).

Especificamente na área da Medicina, esse grupo sentia-se atraído por uma maneira pluridimensional e revolucionária de ver o paciente, considerando os aspectos físicos, mentais e sociais como um todo. Essa concepção acabou gerando, na década de 1790, a grande reforma psiquiátrica, e pode-se dizer que ela é totalmente fruto da expressão mais alta das concepções dos Ideólogos.

O grupo entendia, entre outras, que não deveria haver distinção entre médicos clínicos e cirurgiões, preconizava uma mesma educação para ambos, e igual currículo para todas as escolas de Medicina da França. Preconizava ainda o exercício da prática médica como ponto importantíssimo no aprendizado; que o médico, obrigatoriamente, deveria ter conhecimento completo das drogas, alimentação; que era preciso ter com os pacientes cuidados sanitários, higiênicos e suporte moral.

PINEL também pode ser tido como um dos precursores da Residência Médica, uma vez que propunha a divisão dos grandes hospitais em enfermarias, nas quais os médicos seriam treinados, antevendo a formação de especialista, "que trabalharia em tempo integral como chefe de residência do hospital e devotaria os seus esforços para treinar grupo especial de alunos (...) o chefe de clínica presidiria uma sociedade de pesquisa e publicaria um jornal".[7] Aos professores desses médicos em formação, para PINEL, o ideal é que abrissem mão do lucro da prática da Medicina: a recompensa seria a satisfação de treinar a geração jovem e promissora e a possibilidade de ter novos conhecimentos.

A integração do ensino da clínica prática no currículo das escolas de Medicina que PINEL e seus aliados advogavam tornou-se realidade legal, na França, com o Decreto de 4 de dezembro de 1794.

Entre os alunos que PINEL treinou, merecem menção CHARLES SCHWILGUÉ (1774-1808), AUGUSTIN LANDRÉ-BEAUVAIS (1772-1840), JEAN-ETIENNE ESQUIROL (1772-1840), FRANÇOIS LEURET (1797-1851). Esse último, mais tarde, escreveu: "Os estudantes procuravam Pinel por duas qualidades especiais: sua percepção clínica precisa e sua grande clareza como professor. Quando discutia uma doença parecia ler no livro da natureza".[8]

PIERRE BAILLY, também aluno de PINEL, disse informalmente em 1802: "M. Pinel é único, ele não consegue dizer duas palavras sem um soluço e cura os seus pacientes

---

[7] PINEL, Ph. *Memoire sur cette question proposée pour sujet d'un prix par la Société de Médicine*: determine quelle est la meilleure manière d'enseigner la médicine pratique dans un hôpital. Baltimore: Johns Hopkins University Press (The clinical training of doctors), 1980.

[8] BUSQUET, P. *Les biografies medicales*. Paris: Baillière, 1928. p. 184.

como qualquer outro o faria, só que prestou um excelente serviço à medicina, treinando tantos médicos, tão bons (...) as expressões em sua face encolhida ensinaram-me mais do que suas palavras. Reconheço que ele fez de mim um médico, entretanto não sei dizer ao certo como foi: mas na cabeceira dos doentes me ensinou a reconhecer os principais sintomas de cada doença e relacioná-los ao gênero e espécie em seu quadro nosográfico".[9]

O ensino para PINEL, ao lado de sua aguçada visão clínica, sempre foi marcante em sua vida. Chegou a chefiar a cadeira de Higiene e Física Médica em 1794, na recém-criada Escola de Saúde de Paris.

Embora PINEL e os seus confrades Ideólogos procurassem mudar o que estava estabelecido e serem ávidos por inovações, frequentemente voltavam a HIPÓCRATES (460-367 a.C.), que entendia a doença como um fenômeno natural no contexto de outras forças naturais, considerando o meio ambiente do paciente, a sua ocupação, seu histórico, incluindo, em suma, não apenas a saúde, mas também a natureza. Seria influência das vivências infantis, quando costumava caminhar dez milhas, de sua casa até a escola, pelas montanhas e campos da cidade onde nascera?

PINEL dizia-se influenciado por SIR FRANCIS BACON (1561-1626), por JEAN D'ALEMBERT (1717-1783) e por WILLIAM CULLEN (1712-1790), cuja obra traduziu.

Sua formação humanística, voltada para a adequação do homem ao seu meio ambiente, levou-o à concepção de que

---

[9] BAILLY, P. B. *Souvenir d'une élève des Ecoles de Santé de Strasbourg et de Paris, pendant la révolution.* Strasbourg: Strasbourg Medical, 1924. p. 52.

para ser um bom médico era preciso muito mais auxiliar o doente a adequar-se à natureza e ao meio social do que intervir com drogas pesadas. (É preciso lembrar que o arsenal farmacêutico à época era pequeno.) PINEL também condenava as sangrias e a miscelânea de remédios. Para ele o paciente hospitalizado era uma pessoa que tinha sido arrancada de seu ambiente natural e portanto, por melhor que fosse tratado, sempre havia o desconfortável. A limpeza, a higiene pessoal, quartos particulares, cadeiras cômodas, horas livres para visitas, passeios e exercícios eram indispensáveis para o restabelecimento do equilíbrio físico-mental. De 1784 a 1790 PINEL publicou, na *Gazette de la Santé*, uma série de artigos intitulados *Hygiene*, que pretendia compilar em forma de tratado. Nesses escritos, considerava a tradição galênica e seus seis tópicos importantes para o equilíbrio da saúde: ar, alimentação, funções corporais, exercícios, sono, controle das paixões.

Admite-se que PINEL tenha se inclinado para a Psiquiatria após 1784, quando um seu amigo íntimo de quem cuidava, após uma severa depressão, suicidou-se, o que teria levado PINEL a inclinar-se para a Medicina Mental. Quando nomeado para Bicêtre, no outono de 1793, PINEL já era grande conhecedor dessa arte, talvez uma das maiores autoridades de seu tempo.

Interessante notar que a revolução que causara em Bicêtre, desacorrentando os loucos que lá se encontravam, foi por influência direta de JEAN BAPTISTE PUSSIN (1746-1811), que, apesar de não ser médico, lá estava a cuidar dos loucos. PINEL, várias vezes, expressou o seu agradecimento a PUSSIN, reverenciando-o pelo talento e como pessoa que lhe ensinara a cuidar dos doentes mentais.

Em verdade, quem de fato tirou as correntes dos alienados mentais foi PUSSIN (PINEL era o diretor do hospício), conforme consta do *Observation of M. Pussin on the insane*, trazido à luz por DORA WEINER, a explicar o método de PUSSIN em detalhes: "Pussin tratava os doentes mentais com carinho, insistia que seus assistentes não os maltratassem nem batessem e sistematicamente despedia as enfermeiras que o desobedeciam. Foi ele que libertou os loucos das correntes de Bicêtre, em junho de 1797 e passou a usar camisas de força para pacientes violentos e não controláveis".[10]

PHILIPPE PINEL escreveu uma obra clássica da Psiquiatria: *Traité médico-philosophique sur l'aliénation mentale*, em 1801. Composta de 318 páginas, mais 56 de introdução, com seis sessões. *Primeira:* mania periódica ou intermitente; *segunda:* tratamento moral dos alienados; *terceira:* pesquisa anatômica sobre os vícios de conformação do crânio dos alienados; *quarta:* divisão da alienação mental em espécies distintas; *quinta:* melancolia ou delírio exclusivo; *sexta:* mania sem delírio.[11] O livro foi reeditado em 1809 ("entierement refondue et très-augmentée"), pela editora Brasson, Paris, composto de 494 páginas, mais 32 de prefácio e introdução, com sete sessões seguintes: *primeira sessão:* as causas da alienação mental; *segunda sessão:* as características físicas e morais da alienação mental; *terceira sessão:* distinção das diversas espécies de alienação; *quarta sessão:* regras de viver nos estabelecimentos consagrados aos alienados; *quinta sessão:* resultados de experiências antigas e modernas sobre o tratamento

---

[10] WEINER, D. B. *Introductory essay of Philippe Pinel*, cit., p. 12.

[11] PINEL, Ph. *Traité médico-philosophique sur l'aliénation mentale*. 1. ed. Paris: Richard, Caille et Ravier, ano IX da Revolução Francesa, corresponde a 1801.

médico dos alienados; *sexta sessão:* resultado de observações e quadro estatístico sobre o grau de probabilidade de cura dos alienados; *sétima sessão:* casos incuráveis de alienação por vício de conformação ou outras causas.

O *Traité* é de orientação dualista e, embora contenha ideias que outros dualistas já haviam esboçado (TUKE, DAQUIN, CHIARUGI), é um marco na história da Psiquiatria, porquanto é a primeira grande obra sistemática que aduz à definição de loucura o desarranjo das funções mentais, mais precisamente, as morais e intelectuais. Essa doutrina, à época, não teve expressivos seguidores. Quanto à prática terapêutica, essa sim, as mudanças foram imediatas e praticamente não houve centro psiquiátrico no mundo ocidental que não sofresse as influências do genial médico. A fama de PINEL corria o mundo e, por onde passava, deixava a sua marca irreversível: os loucos já não eram mais aquelas figuras abomináveis e temidas dantanho, mas sim doentes mentais a necessitar de tratamento médico. PINEL é reconhecido como o primeiro a escrever histórias "simpáticas e eloquentes, retratando o doente mental como homens e mulheres desafortunados, merecendo respeito e compaixão".[12]

---

[12] STONE, M. H. *A cura da mente.* Porto Alegre: Artmed, 1999. p. 69.

CAPÍTULO 6

DO INÍCIO DO SÉCULO XIX

Até depois da metade do século XVIII ainda se praticava a bruxaria, o exorcismo e outros procedimentos místicos para expulsar o demônio do corpo do alienado, embora a medicalização da loucura já viesse caminhando a largos passos.

Um dos mais importantes contribuidores nos primeiros anos do século XIX foi o alemão JOHANN REIL (1759-1813), que, para MICHAEL H. STONE, foi o primeiro que usou o termo *psiquiatria*, tendo aparecido em um artigo escrito por ele, em 1808, chamado *Contribuições para o avanço dos métodos de cura na esfera mental*.[1] Ainda segundo STONE, o termo *psiquiatria*, para REIL, significava tratamento da mente. A esse propósito do termo *psiquiatria*, há controvérsias (ver capítulo 8, DAMEROV).

---

[1] STONE, M. H. *A cura da mente*, cit., p. 78.

Em 1805 REIL propunha aplicar aos insanos choques sensoriais intensos, como sustos, estrondos, e chamou tal prática de *the psychical method of cure*.[2]

Técnicas de comoção física eram preconizadas para tratar o louco, principalmente os maníacos e os depressivos. À época foram construídas verdadeiras engenhocas, como a cadeira giratória, inventada por ERASMUS DARWIN, e adaptada por JOSEPH MASON COX (1763-1818) e WILLIAM HALLARAM (1765-1825), que consistia em suspender o paciente amarrado em uma cadeira ou em uma maca, por meio de cordas fixadas no teto, à meia altura do solo, e então se procedia à rotação horizontal, acelerando cada vez mais até provocar o vômito, vertigem e colapso circulatório, a ponto de produzir inconsciência, com ou sem convulsões. (À época BENJAMIN RUSH havia construído máquina semelhante, denominada *gyrater.*)

Outras alternativas terapêuticas assaz empregadas: "cintura de Haslam", inventada por JOHN HASLAM (1766-1844), que prendia os braços do doente a uma cinta de ferro parafusada na parte anterior do corpo; "a máscara de Autenricht", de couro rígido, destinada a sufocar os gritos dos agitados, e o "saco de Horn": "Era um saco de tecido muito grosso, bem encerado, para impedir a passagem de luz, e dentro do qual eram amarrados os pacientes mais agitados".[3] Havia ainda o "crucifixão": o paciente, de pé, era prendido pela cintura ao cruzamento de duas cordas, uma ia do teto ao chão, na vertical; a outra, de parede a parede, na horizontal.

---

[2] PESSOTTI, I. *O século dos manicômios*. São Paulo: Editora 34, 1996. p. 217.
[3] PESSOTTI, I. *O século dos manicômios*, cit., p. 225.

Afora esses terríveis métodos "terapêuticos" usavam-se outros tipos de tratamento, tudo muito rudimentar: sangria geral por meio de sanguessugas e de ventosas sarjadas, não raro os purgantes (aloés, ruibarbo e águas naturais laxativas), antiperiódicos (sulfato de quinino), sedantes (ópio, morfina, cânfora, hidrato de coral), tônicos (da quina ao álcool). Os hipnóticos barbitúricos foram sintetizados em 1863 (BAYER), mas somente identificados como tal em 1882, por KONRAD e GUTHZEIT, e só mais tarde, em 1903, comercializados, sob o nome Veronal, na Alemanha; e em 1912, sob o nome Gardenal, na França.

À época era comum a hidroterapia, os banhos gerais: "tépidos com afusões frias à cabeça, para a agitação. A água deve estar a 35 graus centígrados e as afusões cefálicas podem fazer-se por meio de pequeno jato contínuo de água fria ou simplesmente pela aplicação constante de uma esponja embebida em água a 10 graus".[4]

Se esses "remédios" não funcionassem, se o louco se agitasse, usavam-se meios de contenção física, como a camisa de força, "com mangas sem fim que se cruzam sobre a região diafragmática e se amarram na cintura, na parte anterior, depois de terem dado volta ao tronco".[5]

Mas, paulatinamente, à medida que a loucura se medicaliza, as jaulas de vime, os armários, as camisas de força, as coleiras, as algemas etc. passam a ter apenas valor histórico: a pouco e pouco vão sendo abandonados.

---

[4] MATTOS, J. *Manual das doenças mentais*. Porto: Campos e Godinho, 1884. p. 80.
[5] MATTOS, J. *Manual das doenças mentais*, cit., p. 86.

A velha face daquelas Casas de Internamento, que punha medo no povo e causava desprezo aos mais esclarecidos, começava a mudar. Mas, se alguém fosse doente mental, a regra era ir para o hospício, ou seja, um lugar especial, fechado, para tratamento da insânia.

Porém, dentro desse contexto unânime em todo o mundo ocidental, desde tempos imemoriais, há uma grande e curiosíssima exceção: a *Ville de Fous*, a Vila dos Loucos, precursora dos residenciais terapêuticos e das comunidades terapêuticas dos séculos XX e XXI, verdadeira revolução no tratamento da loucura.

CAPÍTULO 7

VILA DOS LOUCOS, PRIMÓRDIOS DAS RESIDÊNCIAS TERAPÊUTICAS

JEAN-ETIENNE ESQUIROL (1772-1840), discípulo de PINEL, em seu raro livro *Maladies mentales* (1838), no capítulo *Notice sur le Village de Geel*,[1] traz, pela primeira vez na história da Psiquiatria, a descrição minuciosa da *Ville de Fous*, Vila dos Loucos, localizada na cidade de Geel, na Bélgica, a nordeste de Bruxelas, a qual visitou em 1821, acompanhado de FELIX VOISIN (1794-1872). Antes dessa descrição não há absolutamente nada, salvo noções muito imperfeitas, sobre esse interessantíssimo capítulo da Psiquiatria. Trata-se da semente que daria origem, no século XX, às comunidades terapêuticas e às residências terapêuticas, que acolhem doentes mentais de modo aberto e sem isolamento (ver adiante).

A história da vila de Geel e de uma colônia de alienados existe desde tempos imemoráveis. ESQUIROL foi atraído ao

---

[1] ESQUIROL, J. E. *Des maladies mentales*, cit., p. 293 *et seq.*

local pois, enquanto nos países da Europa existiam loucos e Casas de Internamento (hospícios, asilos), na Bélgica essas estavam desativadas e não existiam doentes mentais nas cidades, salvo na vila de Geel, para onde eram removidos ou iam levados pelos familiares, atrás da cura ou do milagre de SANTA DIMPHNA.

Conta a lenda que Santa Dimphna, muito bonita, era filha de um rei irlandês, e sua mãe se converteu ao catolicismo pelo padre Géréberne, que batizou Dimphna. Após a morte da esposa, o rei ficou inconsolável, motivando os cortesões a lhe proporem que se casasse novamente. Diziam-lhe, a color de conselho, que o novo casamento fosse com uma mulher muito bela, uma vez que a falecida esposa assim o era. Um dos conselheiros disse ao rei para casar-se com a própria filha. Tomado de um desejo diabólico, o rei resolveu propor-lhe casamento. Dimphna, resolutamente, não aceitou. Para escapar da cólera de seu pai, fugiu junto com Géréberne, mais o bufão da corte e sua esposa.

Atravessou os mares e se refugiou num lugarejo perto de Geel. O rei, indignado, partiu com os seus soldados à procura da filha, e, por meio de uma moeda irlandesa que um dos soldados da comitiva do rei reconheceu ao passar naquele lugarejo onde a filha se refugiara, e com a ajuda do alberguista, que apontou a direção que tomaram, o rei finalmente encontrou a filha em Geel, e novamente lhe propôs casamento. Dimphna recusou a proposta de seu pai. O rei, muito furioso, decapitou-a. Um soldado fez o mesmo com o padre Géréberne. Os habitantes de Geel enterraram os dois mártires, por piedade.

Tal tragédia teria ocorrido no final do século VI, segundo os escritos de PETRUS VAN KAMEREJK (1250), cujo documento está conservado no Museu de Santa Dimphna, em Geel.

Há notícias de que desde o século VII são conduzidos para lá os "possuídos pelo demônio", para pedir a intercessão da Santa Dimphna, e eles vêm de várias partes da Europa. Isso seria o começo da reunião de alienados dentro da vila de Geel.

No final do século XIII, início do XIV, foi construída uma capela (Santo Amans); depois, em 1349, deu-se a construção da nave e da igreja, onde os loucos e seus familiares rezavam para obter a graça. Isso atravessou séculos.

Quando ESQUIROL lá esteve (1821), acompanhado de FELIX VOISIN (1794-1872), ficou curioso para saber que cerimônia praticavam para obter a assistência da Santa. Perguntando a um alienado, soube que era por meio de uma novena que se obtinha o milagre, e não havia louco que chegando a Geel não a fizesse, pois justamente ia com essa finalidade. "Os loucos tranquilos fazem-na eles próprios, os que não podem ir à paróquia ou estão furiosos são representados por familiares ou habitantes da cidade, que rezam por eles."[2]

Os loucos que iam a Geel ficavam hospedados nas casas dos habitantes, uma vez que nessa vila não existia nenhum tipo de hospício, só um pequeno hospital geral (hoje museu).

Em 1821 Geel tinha 6 mil habitantes e 500 alienados, que viviam absolutamente livres, e eram confiados a certos

---

[2] ESQUIROL, J. E. *Des maladies mentales*, cit., p. 295.

cidadãos da vila, com os quais os parentes dos doentes tinham uma espécie de contrato. Os habitantes podiam ter um, dois, três, no máximo cinco pensionistas, jamais exceder esse número. A administração de caridade pagava 200 a 300 florins de pensão por cada alienado, as famílias pagavam de 600 a mil. Os que eram enviados pela administração de Bruxelas vestiam roupas padronizadas e os outros usavam hábitos fornecidos pelos parentes.

ESQUIROL relata que os alienados, homens e mulheres, viviam livremente pelas ruas, sem que as pessoas notassem. Havia alguns furiosos nos quais, em último caso, "lhes metem ferros nos pés e mãos, como um que vimos errando na estrada, com as pernas, do joelho para baixo, muito machucadas".[3]

Muitos homens ocupam-se do trabalho agrícola, como ajudantes ou cultivando; as mulheres, teando ou servindo nas casas. Alguns ganham retribuição, como um "copo de cerveja aos domingos".[4]

Quase 150 anos depois da visita de ESQUIROL a *Ville de Fous*, ANTONIO CARLOS PACHECO E SILVA (1898-1988), por ocasião da 5ª reunião da Federação Mundial para a Saúde Mental, ocorrida em Bruxelas, incorporou-se a um grupo de médicos e foi visitar a célebre cidade.

Ao chegar a Geel, viu ali um verdadeiro paraíso, impressionando-se com a facilidade com que os doentes mentais "se adaptaram ao meio, que os acolhe com carinho e lhes propicia os melhores cuidados".[5]

---

[3] ESQUIROL, J. E. *Des maladies mentales*, cit., p. 297.
[4] ESQUIROL, J. E. *Des maladies mentales*, cit., p. 297.
[5] PACHECO F. SILVA, A. C. *Aspectos da psiquiatria social*. São Paulo: Edigraf, [s. d.]. p. 127.

"Em Geel – relata Pacheco e Silva – é o doente mental que goza do pleno direito de dar livre expansão aos seus propósitos, sem encontrar resistência e sem sofrer qualquer espécie de coação. É a parte sã da população que procura se adaptar ao doente, criando para ele toda a sorte de facilidades para se integrar ao ambiente. Isso imprime à cidade características próprias, sem exemplo em qualquer parte."[6]

Dessarte, quase 150 anos depois da célebre descrição de ESQUIROL, Geel continuava a guardar as mesmas características básicas que de há muito foram notadas. Embora PACHECO E SILVA não se tenha referido à novena, seus relatos mostram que a crença no milagre de Santa Dimphna estava intacta, pois para lá continuava indo em peregrinação grande número de pessoas conduzindo doentes mentais, na última esperança de vê-los restabelecidos. Pareceu-lhe que as famílias partiam para os seus lugares de origem, "e ali deixavam o doente, na certeza de que seriam bem cuidados e assistidos pela Santa".[7]

Em 1996 o autor deste livro constatou pessoalmente que Geel já não era mais *Ville de Fous* e, sim, uma cidade tipicamente europeia, com cerca de 40 mil habitantes. Não restaram características da antiga Vila dos Loucos, salvo a reunião de fatos históricos no antigo centro da vila, com as construções da época e relíquias do passado, cujos cimélios ficam em parte no velho hospital geral, hoje transformado em museu, e em parte na Igreja de Santa Dimphna. Entre os objetos que guarnecem o acervo há uma urna de prata com os supostos restos mortais da Santa, que teriam sido achados

---

[6] PACHECO E SILVA, A. C. Op. cit., p. 128.
[7] PACHECO E SILVA, A. C. Op. cit., p. 128.

décadas depois de ser decapitada pelo pai. Todas as imagens da Santa mostram-na com o diabo a seus pés, acorrentado ou esmagado ou dominado pela ponta de uma espada, mantido com a cabeça no chão, sempre aos seus pés. Representação extremamente adequada, uma vez que a loucura sempre foi possessão demoníaca. Curar é dominar o diabo.

Quanto à novena, embora praticada desde tempos imemoráveis, somente recebeu aprovação eclesiástica em 22 de setembro de 1954.

Por especial gentileza de Irene Monzée, administradora do St.-Dimphna-en Gasthuismuseum, o autor destas linhas obteve a reza, que é assim: "Oh Deus, amante da pureza, vós que haveis sustentado milagrosamente vossa benquerida mártir Dimphna dentro de sua intenção de preservar sua bela virtude, faça que nós sejamos assistidos pelos méritos e pelas preces daquela cuja celebração respeitosamente festejamos. Por Jesus Cristo, Nosso Senhor. Amém". Que deve ser rezada três vezes ao dia, por nove dias seguidos.

Como referido no início do capítulo, o modelo de assistência ao doente mental proposto à época na *Ville de Fous* deu origem às comunidades terapêuticas e aos residenciais terapêuticos modernos.

A primeira instituição do gênero de que se tem notícia, destinada ao tratamento de doentes mentais em liberdade no mundo ocidental, tendo por modelo a *Ville de Fous*, deu-se no Brasil, mais precisamente em São Paulo, no Hospital de Juqueri, em 1905. Tal fato ocorreu logo após a visita à cidade de Geel feita por FRANCISCO FRANCO DA ROCHA (1864-1933), o qual, de regresso ao Brasil, impressionado com o que ali vira, resolveu instituir o regime de assistência familiar aos alienados mentais, criando a expressão "nutrício"[8] (*nutricius, a, um,* que nutre, que sustenta), para designar o encarregado de assisti-los.

Porém, no Hospital de Juqueri, por ser uma grande fazenda (à época com cerca de 1.100 alqueires), acabou predominando o regime de comunidade agrícola, na qual os internados dedicavam-se à agricultura e, em vez dos cuidados apenas dos nutrícios, conviviam também com funcionários contratados. Um dos pontos de destaque no tratamento aberto dos doentes mentais foi incrementado por OSÓRIO THAUMATURGO CESAR (1895-1979), que criou no referido hospital a terapia pelas artes plásticas e pela música. São, no Brasil, os primeiros passos da arteterapia e da musicoterapia, que remontam aos anos de 1920. Em 1956 foi fundada a Escola Livre de Artes Plásticas,[9] que durou até 1970. A bem ver, a partir da década de 1960 houve um aumento vertiginoso do número de internados no Hospital de Juqueri, chegando a cerca de 13 mil na década de 1970, o que inviabilizou, completamente, a continuidade do princípio original em regime de residência terapêutica e de comunidade agrícola.

Nas décadas de 1980 e 1990, com a vinda do movimento antimanicomial, fecharam-se drasticamente leitos hospitalares, mas, por outro lado, proliferaram as chamadas comunidade terapêuticas agrícolas, destinadas ao tratamento de dependentes químicos, incluídos os alcoolistas crônicos, o que se deu em vários países do mundo.

---

[8] PACHECO F. SILVA, A. C. *Aspectos da psiquiatria social*, cit., p. 127.
[9] PALOMBA, G. A. *Dicionário biográfico da psiquiatria e da psicologia.* São Paulo: Juarez de Oliveira, 2009. p. 57.

Quanto aos demais doentes mentais, com o fechamento de leitos, a dificuldade de internar pacientes, a ausência de abordagem terapêutica menos psicofarmacológica e mais humanizada, fizeram ressurgir, no final do século XX, início do século XXI, os princípios da antiga *Ville de Fous*, quando nasceram os primeiros residenciais terapêuticos contemporâneos, destinados a todos os tipos de transtornos mentais, não somente viciados em drogas.

A metodologia, como no passado, baseia-se na necessidade de o residente não se afastar da sociedade durante o tratamento. Nos dias atuais, o paciente reside em estabelecimento comunitário, monitorado e protegido, que reproduz a ideia de um lar, com espaço comum e atividades dentro e fora da casa, cuja intenção é "ser um aquecimento para a vida real e, posteriormente, oferecer uma rotina segura e saudável do outro lado do muro".[10]

A *Ville de Fous* foi ao seu tempo tal como os atuais residenciais terapêuticos: abordagem do doente de modo aberto e humanizado. Se ao antigo vilarejo de Geel os pacientes iam ou eram levados para usufruir dos préstimos dos habitantes locais e na esperança de obter a cura pelo milagre de Santa Dimphna, hoje vão ou são levados aos residenciais terapêuticos para conviver em local sem preconceitos, o mais semelhante possível às residências familiares, e lá são preparados e adaptados para voltar com segurança à sociedade.

---

[10] VILA SÃO PAULO. *Residência terapêutica*. São Paulo: folder, 2019.

CAPÍTULO 8

DE MEADOS DO SÉCULO XIX A MEADOS DO SÉCULO XX

Os 100 anos que correspondem a esse período pode-se dizer com segurança que foram os mais férteis e importantes do erigimento de toda a doutrina psiquiátrica. Recorde-se que neste tempo o pensamento filosófico foi a Filosofia Moderna, cujo pai, RENÉ DESCARTES, criou a *res corporea* (substância corpórea ou coisas do corpo) e a *res cogitans* (substância pensante ou coisas da consciência, alma). "Coisas do corpo" deu doenças corpóreas, somáticas, e "coisas da consciência" deu doenças mentais. Em 1841, DAMEROV, alemão, verteu o termo "medicina mental" para o grego, dando *psycheiatreia* (*psyché*, mente, *iatreia*, medicina), psiquiatria, ao fundar a revista *Die Allgemeine Zeitschrift für Psychiatrie und Psychische-Gerichtliche Medizin*, *apud* VAZ[1] (sobre a origem do nome psiquiatria, ver início do capítulo 6, JOHANN REIL).

---

[1] Extraído dos manuscritos de Átila Ferreira Vaz, da obra *Sismophrenie II*, p. 2, que dá como fonte o *Lehrbuch der psychiatrie*, p. 42, de Aschaffenburg.

Porém, à medida que o cartesianismo ia subordinando a novel ciência médica psiquiátrica, obviamente mais o seu dualismo se fazia presente nas doutrinas, como se a Psiquiatria, fecundada por aquelas ideias filosóficas, prenhe, tivesse que dar à luz o fruto da união.

De fato, como resultado do dualismo cartesiano nasceram as grandes correntes psiquiátricas, que têm concepções puramente idealistas (oriundas da *res cogitans*) e puramente organicistas (frutos da *res corporea*). Porém, mesmo menos evidente à época, o unicismo aristotélico (antagônico ao dualismo) produzia monumentais obras, as quais também fazem parte integral de toda a base da Psiquiatria Ocidental. Vejamos os principais nomes desses verdadeiros adamastores do saber.

8.1 Os idealistas

Entre os idealistas, foi SIGMUND FREUD (1856-1939) que iniciou a revolução intelectual histórica sobre a visão que o homem teria de si mesmo, por meio da teoria da psicanálise. Considerou que as forças inconscientes são altamente significativas como causas das doenças mentais, dando grande relevo à sexualidade como pano de fundo para toda a atividade psíquica humana. Com FREUD vieram CARL GUSTAV JUNG (1875-1961), ALFRED ADLER (1870-1937), OTTO RANK (1884-1939), KARL ABRAHAM (1877-1925), SANDOR FERENCZI (1873-1933), MELANIE KLEIN (1882-1960), FRANZ ALEXANDER (1891-1964), OTTO FENICHEL (1887-1956), KAREN HORNEY (1885-1953), WILHELM STEKEL (1868-1940), MAX EITINGTON (1881-1943), ERNEST JONES (1879-1958), ABRAHAM BRILL (1874-1928), HANS SACHS (1881-1947), WILLIAM

MACDOUGALL (1871-1938). FREUD teve a atenção solidária de JOSEPH BREUER (1842-1925) nas questões de hipnose. E ainda WILHELM REICH (1897-1957), MORTON PRINCE (1854-1929) e JACOB LEVI MORENO (1889-1974), que introduziu o psicodrama nos Estados Unidos, para onde migrou em 1925.

Outro nome de grande importância entre os idealistas é GUSTAVE LE BON (1841-1931), o precursor da psicologia coletiva. Seus livros são páginas célebres da história do desenvolvimento do psiquismo das multidões, que tiveram influência decisiva na formação de conceitos psicológicos que envolvem o homem e a sociedade. Suas obras, *L'homme et les sociétés* (1881), *Lois psychologiques de l'évolution des peuples* (1895) e *Psycologie des foules* (1895), são tomos que guardam os princípios da teoria do inconsciente coletivo de JUNG e os princípios da psicologia das massas de FREUD.

A doutrina geral freudiana (e suas derivações) procura explicar os distúrbios mentais por meio de mecanismos psicológicos, ou seja, o psíquico explicando o próprio psíquico: *id* explicando *ego*, que tem um *superego*, que implica ou não o *id*... e assim por diante. Uma instância psíquica, por outra instância psíquica, que resulta em explicações do tipo *idem per idem*, permanecendo imanente na substância pensante, ou seja, na *res cogitans* de DESCARTES, donde o idealismo, o qual todas as doutrinas direta ou indiretamente descendentes de FREUD herdaram.

8.2 Os organicistas

Por outro lado, ainda como fruto do dualismo cartesiano, mas agora imanente na *res corporea*, coisas do corpo, adveio o organicismo, isto é, as doenças mentais são, para esse tipo de enfoque, doenças cerebrais. Há vários nomes importantes que esposaram essa linha de pensamento, entre eles WILHELM GRIESINGER (1817-1868), professor em Berlim, que promulgou orientação orgânica materialista, embora não ao extremo, em seu livro *Patologia e terapêutica mental* (1845); HENRY MAUDSLEY (1835-1918), inglês, publicou *The physiology and pathology of the mind* (1867) e a seguir *Le crime et la folie* (1888), em que admite que as enfermidades mentais são fundamentalmente orgânicas, afirmando que o "método fisiológico é indispensável para o estudo da loucura".[2]

CARL WERNICKE (1848-1905), vienense, célebre pelos estudos sobre a memória e lesões cerebrais, deu as diferenças entre as psicoses orgânicas e as funcionais. THEODORE MAYNERT (1833-1892) delimitou diferentes camadas do córtex cerebral, encontrando correlações entre histologia e função cerebral. P. E. FLECHSIG (1847-1929) ajudou a definir áreas de projeção e associação no córtex e diferenciou afazias motoras e sensoriais. RICHARD VON KRAFFT-EBING (1840-1902), austríaco, publicou, entre outras obras, o clássico *Medicina legal dos alienados* (1896); EUGENIO TANZI, italiano, e a obra *Psiquiatria forense* (1905); CESAR LOMBROSO, italiano, e a sua principal obra, *O homem delinquente* (5ª edição em 1896); os franceses HENRI LEGRAND DU SAULLE (1830-1886) e o *Tratado de medicina legal* (1874), H. DAGONET e o *Tratado de doenças mentais* (1894), e JOANNY ROUX e a obra *Diagnóstico e tratamento das doenças nervosas* (1901), todos clássicos do organicismo.

---

[2] MAUDSLEY, H. *Le crime et la folie*. Paris: Felix Alcan, 1888. p. 65.

Porém, talvez o *primus inter pares* dos organicistas seja o alemão EMIL KRAEPELIN (1856-1926), tido como o Pai da Psiquiatria Moderna, com o seu *Tratado de psiquiatria* (1ª edição em 1883 e mais nove edições até 1927), no qual traz um sistema de classificação das enfermidades mentais com base na conduta manifesta,[3] texto clássico tido como a "bíblia dos psiquiatras" durante muitas décadas.

Aumentando a extensa lista de organicistas, não se pode deixar de mencionar JOHN HUGHLINGS JACKSON (1835-1911) e seus valiosos trabalhos sobre a epilepsia e mais ainda os russos VLADIMIR BECHTEREV (1857-1927), IVAN SETCHÉNOV (1829-1905), IVAN PAVLOV (1849-1936), NICOLAI VUÉDENSKI (1852-1922), ALEXEI OUKHTOMSKI (1875-1942) e S. KORSAKOV (1854-1900), e suas contribuições à neuropsiquiatria. O último (KORSAKOV) foi uma das maiores figuras da psiquiatria russa (junto com PAVLOV), e sobressaiu por sua conduta humanística para com os doentes mentais, havendo sido o fundador da escola psiquiátrica de Moscou, que, à época, entendia que as "doenças mentais são doenças cerebrais ou doenças do organismo como um todo".[4]

E para finalizar os nomes na galeria dos grandes organicistas é importante ressaltar o italiano UGO CERLETTI (1877-1963), descobridor, junto com L. BINI, do eletrochoque para o tratamento de alguns tipos de doença mental, o alemão HANS BERGER (1873-1941), que em

---

[3] KRAEPELIN, E. *Trattato di psichiatria*. Trad. da 7. ed. alemã. Milano: Francesco Vallardi, 1907.

[4] MONAGOV, G.; RONASSENKO, V. *Neurologie et psychiatrie*. Moscou: De La Paix, [s. d.]. p. 17.

1929 descobriu o eletroencefalograma, e o luso-espanhol ANTONIO CAETANO DE ABRERO FREIRE EGAS MONIZ (1874-1955), precursor da lobotomia para tratamento das psicoses, realizada pela primeira vez ao redor de 1935, na Espanha, havendo recebido, 20 anos depois, o Prêmio Nobel, e mais JEAN BAPTISTE BUILLAUD (1796-1881) e PIERRE PAUL BROCA (1824-1880). Os dois últimos, em 1860, identificaram áreas cerebrais responsáveis pela fala.

8.3 Os unicistas

Embora o que reinasse nesse período fosse o dualismo cartesiano, vale ressaltar que alguns autores da maior importância na história da Psiquiatria clássica e moderna não se seduziram por tal concepção. Em vez do dualismo, abraçaram o unicismo (no sentido de uno, singular, único).

Essa maneira de pensar não cartesiana é, em verdade, um autêntico aristotelismo, que entende que corpo e alma, ou seja, *soma* e *psyché*, são duas substâncias diferentes mas que no homem estão amalgamadas, a ponto de não haver operação mental, por mais elaborada que seja, que não tenha a sua parte no corpo, e nenhuma operação física, somática, que não tenha a sua parte representada na *psyché*.

Entre os grandes mestres deste tipo de enfoque, um dos pioneiros foi JOHANN HERBART (1776-1841), que estabeleceu relações entre o psicológico e o orgânico. WILLIAM JAMES (1842-1910) foi mais longe, no sentido de lidar com a mente como instrumento do organismo. BENJAMIN RUSH (1745-1813), considerado o Pai da Psiquiatria Americana, escreveu *Medical inquiries and observations upon the diseases of the mind* (1812), primeiro texto sistemático sobre enfermidades mentais escrito por americano, que contém as primeiras ideias "psicossomáticas", termo que JOHANN HEINROTH (1773-1843), alemão, foi o primeiro a empregar. Destacam-se, ainda, ERNST VON FEUCHTERSLEBEN (1806-1849), vienense, dito o Pai da Medicina Psicossomática, em face dos seus escritos sobre o tema, e PIERRE JEAN GEORGES CABANIS (1757-1808), francês, autor do notável livro *Relações do físico e do moral* (1843).

Na França, talvez por ser, juntamente com a Alemanha, o polo mais desenvolvido da psiquiatria da época, são vários os psiquiatras unicistas. O mais importante, mestre de várias gerações pela influência que suas ideias exerceram e pelo valor da obra, é JEAN-ETIENNE ESQUIROL (1772-1840). Seu livro, *Maladies mentales* (1838), é clássico que lido à distância de mais de 180 anos guarda ensinamentos preciosos.

Também são unicistas franceses JEAN PIÈRRE FALRET (1794-1870), discípulo de ESQUIROL e diretor de Salpêtrière, que descreveu, pela primeira vez, uma loucura que se alterna entre episódios de mania e de melancolia, a qual chamou de *loucura circular*;[5] depois *psicose maníaco-depressiva*, e seu filho, JULES FALRET (1824-1902), tímido, mas brilhante, que cresceu à sombra do pai. Acrescentem-se estoutros: BÉNÉDICT A. MOREL (1809-1873), autor do primeiro atlas psiquiátrico, *Des dégénérescences de l'espèce humaine* (1857),[6] observou uma demência que se inicia na adolescência e lhe deu o nome de *demência precoce* (depois,

---

[5] BEAUCHESNE, H. *Storia della psicopatologia*. Roma: Borla, 1990. p. 30.
[6] MOREL, B. A. *Des dégénérescences physiques, intellectuelles et morales de l'espèce humaine*. Paris: Bailler, 1857.

com EUGEN BLEULER, viria a se chamar *esquizofrenia*); VALENTIN MAGNAN (1835-1916), tido como o primeiro que estudou o alcoolismo de maneira científica;[7] JEAN MARTIN CHARCOT (1825-1893), e seus estudos sobre a histeria e o hipnotismo. CHARCOT teve um discípulo ilustre, GEORGES GILLES DE LA TOURRETTE (1857-1904), que descreveu uma síndrome que recebeu o seu nome, que se caracteriza por tiques motores e verbais. E, ainda, PIERRE JANET (1859-1947), conhecido por sua clássica descrição das neuroses obsessivo-compulsivas,[8] e THÉODULE RIBOT (1839-1916), com seus estudos sobre a memória, donde a "lei de regressão", também conhecida como "lei de Ribot", que estabelece que na dissolução lenta e contínua da memória, até a sua abolição completa, primeiro deteriora-se a memória de fixação, depois a de evocação e do mais complexo para o mais simples.[9]

A color de observação, FRANZ ALEXANDER (1891-1964), citado páginas atrás como pertencente aos idealistas freudianos, representa a direção mais somática da psicanálise, e por isso há quem o tenha como o Pai da Psicossomática Moderna, pelo seu livro *Medicina psicossomática* (1952).

8.4 A criação da psicopatologia

Nesse notável espaço de 100 anos (meados do século XIX até meados do século XX), profícua época, nasceu

---

[7] BEAUCHESNE, H. *Storia della psicopatologia*, cit., p. 37.
[8] BEAUCHESNE, H. *Storia della psicopatologia*, cit., p. 51.
[9] RIBOT, Th. *Les maladies de la memoire*. 3. ed. Paris: Felix Alcan, 1900. p. 90 *et seq.*

também a *psicopatologia*, cujo termo foi empregado pela primeira vez em alemão, em 1878, por EMMINGHAUS, segundo BEAUCHESNE,[10] mas, à época, equivalia à psiquiatria clínica. Como método e disciplina particular, o início seria na primeira década do século XX, com RIBOT, ao criar, como professor de psicologia científica (Collége de France), o método patológico, ou "psicologia patológica", em oposição à psicologia experimental e à psicologia genética. Nessa ocasião foi concebida uma cátedra, na Sorbonne, chamada Laboratório de Psicologia Patológica, nome mantido até hoje.[11] Um pouco mais tarde, em 1913, na Alemanha, KARL JASPERS (1883-1969) publicou o clássico *Psicopatologia geral*, signo do nascimento da psicopatologia como ciência distinta. Vale entretanto mencionar que FREUD já havia utilizado esse nome, bastando citar a sua obra *Psicopatologia da vida cotidiana* (1901),[12] que, em verdade, é uma "psicanálise clínica", não psicopatologia no sentido jasperiano da palavra, que é o consagrado.

A psicopatologia é a base da Psiquiatria, sem a qual não é crível que se possa dar o bom diagnóstico e indicar o tratamento adequado. JASPERS deixa claro em seu tratado que "o domínio da psicopatologia se estende a todo o fenômeno psíquico que se possa apreender em conceitos de significação constante e com possibilidade de comunicação"[13]. Em suma, é uma ciência como outra qualquer, que tem os seus métodos, o seu conteúdo e pode ser utilizada para observar e descrever metodicamente os doentes mentais.

---

[10] BEAUCHESNE, H. *Storia della psicopatologia*, cit., p. 7.
[11] BEAUCHESNE, H. *Storia della psicopatologia*, cit., p. 7.
[12] FREUD, S. *Obras completas*. España: Nueva, 1981. p. 755 *et seq*.
[13] JASPERS, K. *Psicopatologia geral*. Rio de Janeiro: Atheneu, 1973. p. 12.

8.5 Outros mestres

Na *Itália* destacaram-se DOMENICO GUALANDI (1788-1865), organicista, seguidor de VICENZO CHIARUGI (1759-1820); PROSDOCIMO SALERIO (1815-1877), que em 1857 era diretor do manicômio de San Servolo, em Veneza; CARLO LIVI (1823-1877), fundador da mais antiga revista psiquiátrica italiana, *Revista Sperimentale di Freniatria e Medicina Legale delle Alienazioni Mentali* (1875), e diretor do manicômio de Siena, "modelo de pensamento científico em psiquiatria".[14] Ainda na Itália, A. TAMBURINI (1848-1919), sucessor de LIVI na direção da revista, no período de 1877 a 1919. E ainda os mestres S. OTTOLENGHI, com o seu *Trattato di psicopatologia forense* (1920); ERNEST LUGARO (1870-1940); e CARLO FERRIO, autor de uma das maiores obras de psiquiatria forense mundiais: *Trattato di pschiatria clinica e forense* (1970).

Na *França*, FELIX VOISIN (1794-1872), GUILLAUME FERRUS (1784-1861) e FRANÇOIS LEURET (1797-1851), seguidores das ideias científicas de ESQUIROL, e E. BEAUGRAND, com seu trabalho *Alienation* (1856). ERNEST DUPRÉ (1862-1921), GAËTAN DE CLÉRAMBAULT (1872-1934), EDOUARD CLAPARÈDE (1873-1940), HENRI EY (1900-1977). B. BALL, com seu livro *Leçons sur les maladies mentales* (1876), J. C. CALMEIL, e o livro *Lypémanie* (1876), e JULES COTARD e a obra *De la folie* (1879), além de ALFRED MAURY (1817-1892), que se dedicou ao estudo dos sonhos.

Para os *germânicos*, essa época foi muito fértil. Somam-se aos já citados mais estes autores importantes: KARL

---

[14] PESSOTTI, I. *O século dos manicômios*, cit., p. 246.

KAHLBAUM (1828-1899) e o seu contemporâneo KARL WESTPHAL (1833-1890), que escreveu sobre as neuroses, incluindo as fobias e os transtornos sexuais. WILHELM WUNDT (1832-1920); ALFREDO HOCHE (1865-1943) e seu fiel discípulo OSWALD BUMKE (1877-1950), que escreveu *Tratado de enfermidades mentais* (1924); EUGEN BLEULER (1857-1939), com o seu *Demência precoce, outro grupo da esquizofrenia* (1911); ERNST KRETSCHMER (1888-1964) e a obra *Constituição e caráter*, todos grandes clássicos da Psiquiatria. E ainda os não menos clássicos: KOCH, o primeiro a usar o termo *psicopatia* (1891), definindo-a como "anomalia do caráter"; JOSÉ MARIA GANSER (1853-1931), e a notável *Síndrome de Ganser* (1893); FRIEDRICH MAUZ (1900-1979) e as páginas sobre o "prognóstico das psicoses endógenas" (1930); o vienense WAGNER VON JAUREGG (1857-1940) e a *tabes dorsales* (1921), e o húngaro LEOPOLD SZONDY (1893-1986), conhecido por ser autor de um teste psicológico.

Na *Inglaterra*, um dos mais influentes é do século XVIII, o escocês WILLIAM CULLEN (1710-1790), cujas obras dominaram o pensamento inglês da época. Foram seus seguidores: WILLIAM HALLARAN (1765-1825), com livro publicado em 1818 sobre a cura da doença mental, THOMAS TROTTER (1760-1832), com a obra *A view of the nervous temperament* (1807), reimpressa, um ano depois, nos Estados Unidos, e ainda JOSEPH COX (1763-1818), e JOHN HASLAM (1766-1844), célebres pelos métodos terapêuticos, já descritos. Notabilizaram-se também ARTUR WIGAN (1785-1847), que observou que as duas metades do cérebro, cada uma em separado, representavam um cérebro isolado, e ainda WILLIAM BROWNE (1805-1885) e FORBES

BENIGNUS WINSLOW (1810-1874), que, juntamente com HENRY MAUDSLEY (1835-1918), notabilizaram-se pelos estudos psiquiátrico-forenses. TOMAS LAYCOCK (1812-1876) destacou-se pelos estudos cerebrais. Mais recentemente, entre os ingleses notáveis, estão o tratadista WILLIAM MAYER-GROSS (1889-1961) e os fisiologistas EDGARD ADRIAN e B. MATTEWS, que, em 1934, dedicaram-se à eletroencefalografia.

Nos *Estados Unidos,* o pioneiro foi BENJAMIN RUSH (1745-1813), seguido por SAMUEL WOODWARD (1787-1850), um dos fundadores do retiro de Hartford, e AMARIAH BRIGHAM (1798-1849), primeiro editor do *American Journal of Insanity* (1844), que depois passou a chamar-se *The American Journal of Psychiatry.* Destacaram-se, ainda, ISAAC RAY (1807-1881) e a obra *Medical jurisprudence of insanity* (1838), a mais importante da psiquiatria forense de sua época, e ainda LUTHER BELL (1806-1892) e PLINY EARLE (1809-1892), o último com o livro *The curability of insanity* (1887). Completando a lista, JOHN WATSON (1878-1958) e os encefalografistas FREDERIC GIBBS (1903-1922) e WILLIAN LENNOX (1884-1960), com trabalhos de 1937, e o canadense WILLIAM OSLER (1849-1919), e o seu *Tratado de Medicina,* na 14ª edição, em 1943, uma grande contribuição à psicossomática, além de CLIFFORD BEERS (1876-1943) e seu livro *A mind that found itself* (1908).

No *Brasil,* JULIANO MOREIRA (1873-1933), AFRANIO PEIXOTO (1875-1936), FRANCISCO FRANCO DA ROCHA (1864-1933), HENRIQUE DE BRITO BELFORT ROXO (1877-1969), ANTONIO AUSTREGÉSILO RODRIGUES DE LIMA (1876-1960), RAIMUNDO NINA RODRIGUES (1862-1906), ULYSSES PERNAMBUCANO DE MELLO

SOBRINHO (1892-1943) e JOSÉ MARTINS DA CRUZ
JOBIM (1802-1878), que escreveu *Insânia loquaz,* o primeiro
trabalho publicado sobre doença mental no Brasil, no periódico *Semanário de saúde pública,* aos 3 de janeiro de 1831, *apud* DARCY DE MENDONÇA UCHOA (1907-2003), em *Organização da psiquiatria no Brasil* (Sarvier, 1981, p. 29). Sem esquecer os imensos sábios ANIBAL SILVEIRA (1902-1979) e ÁTILA FERREIRA VAZ (1908-1984). Muitos outros poderiam ser citados, principalmente os que se dedicaram à Psiquiatria Forense, como HEITOR CARRILHO (1890-1954) ou ANTONIO CARLOS PACHECO E SILVA (1898-1988) e o livro *Psiquiatria clínica e forense* (1940), sucedendo JOÃO CARLOS TEIXEIRA BRANDÃO (1854-1920), com *Elementos fundamentais da psychiatria clinica e forense* (1918). Porém, como essa é uma área específica da Medicina, ficam os citados como representantes das outras gemas preciosas que também construíram a história da especialidade.

Na *Espanha,* JUAN GINÉ PARTEGÁS (1836-1903) e a obra *Tratado de frenopatologia;* RUIZ MAYA (1888-1936), com a clássica *Psiquiatría penal y civil* (1931), e ANTONIO VALLEJO NÁGERA (1889-1960), com seu livro *Loucos egrégios* (1948), republicado e ampliado por seu filho JUAN ANTONIO (1926-1990), 30 anos depois. Na *Argentina,* JOSÉ INGENIEROS (Palermo, 1877; Buenos Aires, 1925), com seu clássico sobre os simuladores de loucura (1930), e EMILIO MIRA Y LOPEZ (Cuba, 1896; Brasil, 1964), com *Psiquiatria* (1955, 4ª edição). Em *Portugal,* MIGUEL BOMBARDA (1851-1910), MAGALHÃES LEMOS (1855-1931), BARAHONA FERNANDES (1907-1992) e JULIO DE MATTOS (1856-1922). *No México* G. U. CUALLA, e a obra *Las personalidades psíquicas* (1940). No *Chile,* S. GAJARDO (1931). No *Peru,* J. B. LASTRES (1954) e S. SOLANO (1937).

DECADÊNCIA DA PSIQUIATRIA OCIDENTAL

A bem ver, o pensamento psiquiátrico ocidental, até 1950, era direta ou indiretamente influenciado por um ou por vários desses pensadores e seus discípulos. Porém, estava para acontecer um outro momento, não como fruto de todo esse grande corpo doutrinário formado até então: o divisor de águas nasceu em um laboratório de pesquisas químicas, que corresponde à criação do primeiro antipsicótico, a princípio uma extraordinária conquista, poderosa arma para enfrentar a loucura. Porém, ninguém poderia prever que no meio dessa conquista estaria escondido o principal vírus responsável pela decadência da Psiquiatria ocidental (ver capítulo 12).

A lista dos mestres da Psiquiatria, e de grandes personagens que contribuíram para o seu desenvolvimento nesse período em comento, é inesgotável, impossível de ser devidamente organizada. Por melhor que se tente, sempre ficarão de fora muitos gênios que se dedicaram ao desenvolvimento da especialidade. Apenas para dar pálida dimensão do que se diz, somente com a letra A, tem-se: N. ACH (1871-1931), professor em Königsberg; THEODOR ADORNO (1903-1969), filósofo e sociólogo; AUGUST AICHHORN (1878-1949), um dos pioneiros da psicanálise na Áustria; ALAIN E. CHARTIER (1868-1951), filósofo francês com grandes contribuições ao estudo da consciência; FRANZ ALEXANDER (1891-1964), considerado o Pai da Psicossomática moderna; R. ALLENDY (1888-1942) e a obra *Le crime et les perversions instintives*; RUDOLF ALLERS (1883-1963), psiquiatra e psicólogo austríaco, conhecido por sua posição antipsicanalítica; FLOYD ALLPORT (1890-1979), que realizou grandes estudos sobre o comportamento social; GORDON ALLPORT (1897-1967) e sua vasta obra, além de professor na Universidade de Harvard; FRIEDRICH ALVERDES (1889-1952), psicólogo alemão, um dos investigadores mais profundos da psicologia social dos animais; ALOIS AZHEIMER (1864-1915), neurólogo alemão conhecido por ter descrito, em 1907, uma degeneração cerebral pré-senil; JOÃO AMEAL (1902-1982), português, profundo pensador tomista; JAMES ANGELL (1869-1947), psicólogo americano fundador da *psicologia funcional*; JULES ANGST (1909-1989), professor de psiquiatria em Zurique, um dos colaboradores da obra de MANFRED BLEULER; ROBERTO ARDIGO (1828-1909) e sua obra *La psicologia come scienza positivista*; HANNAH ARENDT (1906-1975), filósofa, figura marcante do pensamento político; GUSTAV ASCHAFFENBURG (1866-1944), ilustre psiquiatra de origem alemã; RICHARD ASHER (século XX), que batizou a síndrome de Munchausen; são alguns entre muitos.

CAPÍTULO 9

DA SEGUNDA METADE DO SÉCULO XX

A segunda metade do século XX, para a Psiquiatria, tem dois grandes polos; de um lado, atingiu o ápice e, de outro, aparecem os pródromos de sua decadência. O ápice se dá com o refinamento das ideias doutrinárias secularmente desenvolvidas por gênios pensadores da psique. E o declínio inicia-se com as consequências negativas das indústrias produtoras de remédios, a buscar o lucro com a venda dos psicofármacos, pouco importando se serão bem receitados.

Nesse período aparecem os sistemas de classificação, os quais, patrocinados direta ou indiretamente pelas farmacêuticas, serão determinantes na decadência da Psiquiatria, bem como surge uma concepção doutrinária curiosa, a antipsiquiatria, de aparição efêmera, mas com consequências duradouras.

Essa época também contém os últimos grandes nomes da Psiquiatria clássica, gemas preciosas de um período áureo.

9.1 O primeiro antipsicótico

Recorde-se que foi exatamente na metade do século XX que se descobriu o primeiro antipsicótico, a Clorpromazina, o que é um salto qualitativo no tratamento da loucura.

A sintetização desse neuroléptico deu-se com PAUL CHARPENTIER, em 1950, e por sua aplicação nas psicoses, em 1952, por JEAN P. L. DELAY (1907-1987), ambos na França.[1]

A vinda desse remédio daria início à era da psicofarmacologia, que irá revolucionar toda a terapêutica até então em vigor.

Não tardou para aparecerem os antidepressivos: inibidores da monoaminoxidase (KLINE) e imipramina (KUHN), ambos em 1957. O sal de lítio já havia sido sintetizado por JONH CADE (1912-1980), australiano, em 1949, que o utilizou com eficiência nas crises de mania, e na década de 60, na Dinamarca, MORGENS SCHOU (1908-2005) demonstrou sua eficácia ao evitar tanto os episódios maníacos quanto os depressivos. Em 1957, na Cracóvia, o químico LEO STERNBACH (1908-2005) sintetizou o primeiro benzodiazepínico (clordiazepóxido), submetendo-o a uma série de testes com animais, descobrindo as características e as propriedades tranquilizantes do produto (1958), o qual, dois anos e meio depois, foi colocado no mercado,[2] com o nome comercial de Librium (1961), seguido de Valium (1964).

Os psicofármacos atuais, como os neurolépticos, nasceram em uma época em que o mundo sofreu verdadeira

---

[1] GUELFI, J. D. *Psychiatrie*. Paris: PUF, 1994. p. 685.
[2] GUELFI, J. D. *Psychiatrie*, cit., p. 728.

revolução copernicana, cujos fatos extraordinários estão intimamente relacionados com a vida do homem na Terra. Nos anos que se seguiram à descoberta da Clorpromazina, popularizou-se a televisão, desenvolveu-se a telecomunicação, o homem foi à Lua, apareceu o computador, a Internet, o celular etc.

A revolução tecnológica atingiu diversas áreas, aliás, não há uma só que tenha ficado imune a ela. Na parte que diz respeito às drogas, a possibilidade de manipulação dos elementos químicos, as máquinas de modificação, de composição e síntese de substâncias orgânicas e inorgânicas, os aparelhos computadorizados de medição e observação macroscópica e microscópica, são alguns fatores, ou melhor, ferramentas que contribuíram para as drogas chegarem aonde chegaram. E outras surgirão como frutos desses e de outros aparelhos que ainda hão de vir.

Porém, os resultados práticos dessas novas sínteses medicamentosas não foram suficientes no sentido de curar a doença mental, uma vez que a essência da droga psiquiátrica não é curativa e sim supressiva. Vale dizer, os fármacos psiquiátricos serenam, mas não curam, são, em verdade, camisas de força químicas: prendem a psicopatologia dentro do indivíduo ou o indivíduo dentro de sua psicopatologia. Em outras palavras, abafam as manifestações mórbidas, mas não curam.

Com o surgimento das novas drogas nasceram várias indústrias farmacêuticas e em cerca de 50 anos, por meio de *marketing*, afrouxamento dos diagnósticos psiquiátricos e introdução de novos métodos de exame do doente mental, deu-se o triunfo do uso desenfreado de psicofármacos, antigos e novos, marcando o início da grande decadência por perda de qualidade e de profundidade do saber psiquiátrico.

Nessas cinco últimas décadas do século XX, registram-se alguns acontecimentos determinantes, entre eles, a rápida aceitação dos esquemas de classificação, os quais, no início, foram úteis e necessários, para depois passarem a ser responsáveis pela morte da psicopatologia.

9.2 Sistemas de classificação

A revolução tecnológica dessa segunda metade do século XX levou ao aparecimento de formas rápidas e eficientes de comunicação, meios bem variados e excelentes. Isso também criou à necessidade de uma linguagem comum, cuja tentativa para atingir tal ideal resultou em sistemas de classificação. Porém, sua aplicação foi muito além e tornou-se no século XXI um dos grandes problemas da Psiquiatria atual, como seria visto na Segunda Parte deste livro.

Embora remontem à época de HIPÓCRATES, que introduziu os termos *mania e histeria* como doenças mentais (no quinto século antes de Cristo), até a década de 50 do século XX os sistemas de classificação, praticamente, foram feitos por autores isolados ou por pequeno grupo de pessoas. A primeira vez que se procedeu a uma catalogação foi em 1622, por JONH GRAUNT, cujo emprego era para suprir a necessidade de se conhecer as causas de morte de acordo com as diferentes regiões. A história dessa classificação envolveu outro grande nome entre os pesquisadores, WILLIAN FARR (1808-1883), que, a partir de 1837, usando das doutrinas de LINNEU, aplicou-as em seus trabalhos, reconhecidos no 1º Congresso, em 1853. A partir daí veio nova classificação, elaborada por uma comissão dirigida por JACQUES BERTILLON (1852-1922), adotada em 1893, conhecida pelo seu nome, a qual deu base às classificações vigentes hodiernamente.

O primeiro grande esquema que efetivamente entrou em vigor e foi de fato aplicado em vários países ocidentais, de cuja elaboração participaram muitas pessoas, ocorreu na década de 50, nascida na Organização Mundial de Saúde (OMS), ao ser estabelecida a Classificação Internacional de Doenças (CID), usada apenas para estatísticas epidemiológicas e para registro da causa da morte.

O catálogo sofreu várias revisões e na sexta, CID-6, aparece pela primeira vez uma seção para os distúrbios mentais. Porém, a CID-6 e a subsequente CID-7 não foram plenamente aceitas, motivando, nos primeiros anos da década de 60, a criação do Programa de Saúde Mental da OMS, voltado especificamente para uniformizar e melhorar a classificação das doenças mentais. À época foram convocadas várias pessoas para uma série de encontros, a fim de "rever o conhecimento de várias escolas de psiquiatria de todas as partes do mundo".[3]

Após várias revisões foi introduzido, em 1968, o capítulo sobre as doenças mentais na Classificação Internacional de Doenças, 8ª revisão (CID-8). Os indivíduos e centros que trabalharam nesse projeto continuaram a envidar esforços para o aprimoramento da classificação psiquiátrica.[4]

---

[3] Classificação Internacional de Transtornos Mentais e de Comportamento da CID-10. Porto Alegre: Artes Médicas, 1993, prefácio.
[4] Classificação Internacional de Transtornos Mentais e de Comportamento da CID-10, cit.

Em 1975, em face da expansão dos contatos internacionais, da descoberta de novos tratamentos, da literatura abundante sobre os transtornos físicos e mentais, resultou a 9ª revisão da Classificação Internacional das Doenças (CID-9).

Na década de 1980, a antiga rede de indivíduos e centros psiquiátricos voltados para o estudo das classificações e critérios diagnósticos aumentou. Em 1982 foi realizada uma grande conferência na Dinamarca, Copenhagem, que marca o início dos trabalhos para a 10ª revisão da CID.[5]

Dez anos depois, mais precisamente, em 1992, nasce a CID-10, em vigor até 31 de dezembro de 2021. Em 1º de janeiro de 2022, entra a CID-11.

Pouco mais ou menos a par e passo do nascimento e do desenvolvimento da seção psiquiátrica na CID, vai tomando corpo um outro grande esquema de classificação, nos Estados Unidos: *Diagnostic and Statistical Manual of Mental Disorders* (DSM), cuja primeira versão saiu publicada em 1952. Até hoje esse esquema de classificação sofreu cinco novas versões: DSM-II (1968); DSM-III (1980); DSM-III-R, revisado (1987); DSM-IV (1994); e DSM-V (2013).

Essas listas, em verdade, surgiram para uniformizar a nosografia psiquiátrica, não para servir de doutrina ao médico e a outros profissionais que lidam diretamente com o doente mental, mas para uso dos codificadores e escreventes, para preenchimento de guias de internação ou de atendimento ambulatorial, reembolso de seguro-saúde, indenizações, enfim, "alimentam as memórias dos computadores, a ser

---

[5] Classificação Internacional de Transtornos Mentais e de Comportamento da CID-10, cit.

evocadas em suas gélidas telas, de maneira uniforme, facilitando a burocracia".[6] É a *psiquiatria administrativa*. Porém, em vez disso, por uma série de motivos que serão vistos em pormenor no capítulo 14 (*A morte dos livros-textos*), substituíram a ciência tão bem estabelecida pelos grandes pensadores da psique e se tornaram as "bíblias" da Psiquiatria, "para estudantes que precisam de uma forma estruturada para compreender e diagnosticar transtornos mentais".[7] É a mais pura prova da decadência da especialidade (ver capítulo 14).

9.3 Sobre as doutrinas

Nesse período, a Psiquiatria, na parte doutrinária, sofreu, por um lado, pouco avanço, e, por outro, foi bastante longe.

Permaneceram praticamente inalteradas as descrições sintomatológicas, por dois motivos: primeiro porque a psicopatologia básica, como ciência e método, continuou sendo a mesma de antes do início deste momento. Segundo, porque as alterações comportamentais e psicopatológicas do doente são as mesmas de sempre.

A inexistência de alterações no quadro clínico das grandes doenças mentais é devida à não modificação do somático do homem há muitas centúrias. O mundo mudou, radicalmente, em pouquíssimos anos, mas o homem, constitucionalmente, permanece o mesmo, por isso que tudo o

---

[6] PALOMBA, G. A. *Psiquiatria forense:* noções básicas. São Paulo: Sugestões Literárias, 1992. p. 24.
[7] Manual Diagnóstico e Estatístico de Transtornos Mentais DSM-5. Porto Alegre: Artmed, 2015. p. XLI.

que foi descrito pelos organicistas do passado, com os seus conhecimentos de anatomia patológica cerebral, hoje em dia, se forem pesquisadas as possíveis diferenças morfológicas, nada se encontrará de significativo. A vinda de armas de investigação, como o tomógrafo computadorizado, o espectroscópio de ressonância magnética (1983), a tomografia por emissão de pósitrons, a magnetoencefalografia etc., apenas confirmam, com o resultado de suas investigações, o que já se sabia pela observação desarmada e dedução clínica, no passado. Por exemplo, vê-se na tomografia por emissão de pósitrons que o cérebro trabalha com hierarquia interna, dito e bem explicado por HUGHLINGS JACKSON no século XIX. Guardando as devidas proporções, é como os telescópios modernos a mostrar hoje o que ALBERT EINSTEIN (1879-1955) dissera há mais de 100 anos.

A permanência dos mesmos quadros clínicos e das mesmas doenças mentais fez com que não houvesse necessidade de alterar substancialmente as bases doutrinárias antes estabelecidas, mas tão somente o refinamento delas. Consequentemente, os principais tratados da matéria vigentes na segunda metade do século XX são, na maioria das vezes, reedições aumentadas e aprimoradas. Tal fato não quer dizer, absolutamente não, que a Psiquiatria dos anos 1950-2000 andou pouco. Ao contrário, a doutrina é bastante avançada e atingiu o seu ponto mais brilhante, cujo refinamento é fruto da lapidação contínua do sólido cerne doutrinário que há muitas décadas vinha sendo aperfeiçoado. As novidades ficaram por conta das teorias fisiológicas, bioquímicas, dos novos aparelhos de perscrutação do funcionamento cerebral, dos avanços psicofarmacológicos e das pesquisas genéticas. Os melhores exemplos da culminância da Psiquiatria nesse período são as reedições de grandes tratados, como os de HAROLD KAPLAN, *Synopsis of psychiatry*, 1ª edição em 1972, 7ª edição em 1994; HENRI EY, *Manual de psychiatrie*, 1ª edição em 1960, 9ª edição em 1995; MANFRED BLEULER, *Lehrbuch der psychiatrie*, 1ª edição em 1943, 18ª edição em 1995, e ainda os grandes tratados de CARLO FERRIO (*Psichiatria clinica e forense*), UGO FORNARI (*Psichiatria e psicopatologia*), JULIEN DANIEL GUELFI (*Psychiatrie*), em pleno uso nas três últimas décadas do século XX (3ª edição, 1998). Acrescentem-se CARRASCO GOMES, *Manual de psiquiatría legal y forense*, 2ª edição, 2003; as sucessivas, variadas e inúmeras reedições de *Psicopatologia geral*, de KARL JASPERS; o *Psiquiatria clínica*, de MAYER-GROSS, que serviu de esteio para muitos alunos; e o *Compêndio de Psiquiatria*, de TH. SPOERRI, com reedições sucessivas, cujo conteúdo é uma espécie de resumo básico da especialidade, muito útil aos estudantes, vertido para várias línguas a partir da 1ª edição alemã (Basel: S. Karger, 1965).

9.4 A psicofisiologia

Se cientificamente não se verificam grandes modificações na psicopatologia (quer no aparecimento de novas descrições sintomatológicas, quer em seu método e doutrina), na segunda metade do século XX há uma área que se desenvolveu muito: a fisiologia, no que se relaciona à neuroquímica. Nas suas últimas três décadas surgiram várias hipóteses sobre distúrbios bioquímicos, metabolismos tóxicos e falhos, que seriam os responsáveis pelos sintomas das doenças mentais. A ideia nasceu quando pesquisadores fizeram analogia estrutural entre certos alucinógenos, como a mescalina e o LSD, os quadros esquizofrênicos, e os metabólitos das monoaminas cerebrais. HUMPHRY OSMOND (1952), ALEXANDER (1963), FRIEDHOFF (1962) estão entre os primeiros que trabalharam com os esquizofrênicos.[8] As doenças depressivas também foram bastante utilizadas para estudo, surgindo daí importantes avanços na neuroquímica. Porém, mesmo após muitas pesquisas, não foi e ainda não é possível formular uma hipótese geral sobre a participação dos neurotransmissores cerebrais dentro das manifestações clínicas das doenças mentais. Seu papel complexo na modulação dos diversos sistemas (acetilcolina, serotonina, catecolamina) e sua participação em fenômenos não específicos como o estresse, a fadiga ou a dor, não permitem lhes atribuir um papel inequívoco dentro da patogenia dos males da mente mas, mesmo assim, o progresso foi longe: embora não sejam os neurotransmissores o "abre-te sésamo" dos misteriosos portões da mente humana, derivado das inúmeras pesquisas feitas em vários países do mundo, resultou, e ainda muito resultará, em melhora da farmacoterapia, o que dá à neuropsicofisiologia um lugar de destaque no embate normalidade mental *versus* loucura. O grande problema é a péssima aplicação prática de seus resultados, repleta de excessos, os quais levaram à Psiquiatria dos neurotransmissores, da química sem psiquismo, da psicofarmacologia, dos remédios usados para a depressão, outros para dormir, contrários para acordar, diferentes para sedar e assim por diante. Esse tema será abordado, minudentemente, na 2ª parte deste livro.

---

[8] GUELFI, J. D. *Psychiatrie*, cit., p. 221.

9.5 A antipsiquiatria

A segunda metade do século XX, em termos de novas doutrinas, tem uma peculiaridade: o aparecimento e o declínio, em menos de três décadas, de uma concepção que precisa ser registrada na história, pela originalidade: *a antipsiquiatria*.

Começou com THOMAS S. SZASZ (1920-2012), nascido em Budapeste, em 1920. Aos 18 anos já estava nos Estados Unidos, e em New York publicou, em 1961, o livro *O mito da doença mental*, no qual diz que "(eu) parecia insultar tudo, ou quase tudo, o que era conhecido a respeito da psiquiatria e psicanálise".[9]

Nesse livro SZASZ conclui que "doença mental é algo que não existe",[10] dando as suas razões. Para o autor todos os humanos representam papéis, pois viver é representar papéis, e a doença mental é uma má representação, e por isso o louco é rejeitado: "Os que – diz o autor – jogam insatisfatoriamente os jogos da histeria e da doença mental terão seus papéis provavelmente repudiados por seus familiares e médicos".[11]

> As pessoas personificam papéis – continua –, entre eles os de desamparados, desesperados, fracos, doentes mentais – quando na realidade os seus verdadeiros papéis dizem respeito a frustrações, infelicidades, perplexidades, causadas por conflitos interpessoais, éticos e sociais.[12]

---

[9] SZASZ, T. S. *O mito da doença mental*. São Paulo: Círculo do Livro, 1982. p. 5.
[10] SZASZ, T. S. *O mito da doença mental*, cit., p. 17.
[11] SZASZ, T. S. *O mito da doença mental*, cit., p. 230.
[12] SZASZ, T. S. *O mito da doença mental*, cit., p. 230-231.

Para SZASZ, aí está a causa da inexistência da doença mental: os ditos sintomas clínicos são personificações como outras quaisquer, ou seja, comportamento humano, e como, para o autor, todo o comportamento humano, bem representado ou mal representado, é essencialmente conduta moral, então esses "personificadores e as pessoas que aceitam suas personificações, criam um mito, culturalmente compartilhado".[13]

As ideias de SZASZ influenciaram teóricos de algumas partes do mundo, como RONALD LAING (1927-1989), A. ESTERSON (1923-1999) e DAVID COOPER (1931-1986), na Inglaterra; e FRANCO BASAGLIA (1924-1980), na Itália.

COOPER publicou *Psychiatry and anti-psychiatry*,[14] em 1967, no qual diz que a esquizofrenia, "que é a mais representativa forma de loucura",[15] é apenas um rótulo, nada mais.

Como a antipsiquiatria tem um caráter fortemente político, pois, basicamente, entende que a doença mental é um mito social, não tardou para aparecerem práticos, isto é, pessoas que se empenharam em adequar essas ideias às coisas. As contestações sociopolíticas (da época) na Itália propiciaram ao parlamento italiano aprovar a Lei n. 180/1978, apoiada na experiência do Hospital Psiquiátrico de Trieste (San Giovanni), local que FRANCO BASAGLIA, como diretor, em 1977, desativou, baseado no seguinte apotegma antipsiquiátrico: "se não existe loucura, não pode existir hospital para louco".

---

[13] SZASZ, T. S. *O mito da doença mental*, cit., p. 231.
[14] COOPER, D. *Psiquiatria e antipsiquiatria*. São Paulo: Perspectiva, [s. d.], contracapa.
[15] COOPER, D. *Psiquiatria e antipsiquiatria*, cit., p. 28.

Foi essa a primeira extinção de uma estrutura manicomial, seguida em Arezzo, Nocera Superiori, Parma, Perúgia e Livorno.

A Lei n. 180 abole os hospitais psiquiátricos, criando um Serviço Psiquiátrico de Diagnóstico e Cura, dentro dos hospitais comuns, que fazem parte integrante do Departamento de Saúde Mental da Unidade Sanitária Local. Tal conduta visa manter o paciente dentro do seu "território", pois entendem que esse é exatamente o melhor lugar para se processar a cura, cuja concepção é fundada na premissa que entende que os distúrbios psiquiátricos são distúrbios sociais.

A escassa aplicação prática da Lei n. 180 criou na Itália vários inconvenientes. As famílias dos doentes agruparam-se em diversas associações, entre elas a DIAPSIGRA (*Difesa Ammalati Psichici Gravi*), a ARAP (*Associazione per la Riforma dell'Assistenza Psichiatrica*) e a AVICOR, pressionando o Governo a revisar a "180".[16] Na área de interação entre a Psiquiatria e o judiciário, abriu-se difícil debate porque na teoria basaliana não há como conciliar ou admitir os conceitos de periculosidade, incapacidade mental, inimputabilidade, uma vez que são atributos ligados à doença mental, inadmissível para a antipsiquiatria.

A Lei n. 180, pela inexequibilidade, não despertou interesse das comunidades científicas mundiais, salvo em poucos isolados núcleos, o que também contribuiu para o rápido declínio da aceitação de seus enunciados teóricos. Porém, conseguiu introduzir, em vários países, algumas ideias que

---

[16] FOSSI, G.; PALLANTI, S. *Manuale di psichiatria*. Milano: Ambrosiana, 1994. p. 129.

redundaram em leis. Na prática, embora os adeptos fossem minoria, o movimento político foi muito intenso, fechando grande número de vagas hospitalares.

No Brasil, o movimento antipsiquiátrico começou em São Paulo, durante o governo de FRANCO MONTORO (1983-1987), com pequeno grupo de participantes, que fundaram o Movimento Antimanicomial. Experimental. A primeira instituição brasileira que sofreu a intervenção desse movimento ocorreu em 1989, na cidade de Santos, em um hospital psiquiátrico que se chamava Casa de Saúde Anchieta.

A legislação sobre a matéria foi a Lei 10.216/2001, conhecida como Lei Antimanicomial, que dispõe sobre os doentes mentais e a forma de interná-los, que pode ser *voluntária*, aquela que se dá com o consentimento do paciente; *involuntária*, sem o consentimento e a pedido de terceiro; e *compulsória*, determinada judicialmente.

Em linhas gerais, a antipsiquiatria, embrionária nos anos de 1960, teve o seu auge nos anos de 1970; espalhou-se por vários continentes nos anos de 1980; depois, como movimento político, declinou nos 90; e praticamente sumiu nos anos 2000, embora deixasse, como consequência, pontos negativos e positivos duradouros.

Como ponto negativo básico, a sua aceitação resultou, como já dito, na diminuição drástica do número de leitos para internação, gerando dificuldade para o tratamento psiquiátrico, com repercussões graves nas famílias dos doentes, que são obrigadas a mantê-los em casa, sob os mais variados riscos, incluídos os físicos, bem como tratamento inadequado e aumento da recidiva dos episódios agudos. Por outro lado, como ponto positivo básico, serviu para chamar a atenção das autoridades e da população em geral para certos hospitais psiquiátricos, que o movimento denomina de manicômios, cujo estado em que se encontravam (instituições e internados) era deveras ruim.

9.6 Abundância de grandes mestres

Ao lado da aparição e declínio da antipsiquiatria, a doutrina psicanalítico-psiquiátrica desse período revelou figuras importantes, como JEAN PIAGET (1896-1980), com a sua teoria do aprendizado: de 0 a 2 anos a criança aprende pela sensopercepção; de 2 a 7, por símbolos e linguagem; de 7 a 11, emprega o raciocínio silogístico e lógico; e dos 11 até o fim da adolescência é o estágio das operações formais (pensamentação abstrata).[17] WILFRED BION (1897-1979) aprofundou o conceito de "identificação projetiva", criado por MELANIE KLEIN (1882-1960). JACQUES LACAN (1901-1981), nascido em Paris, onde fundou o seu próprio instituto de psicanálise, foi o introdutor do termo *forclusion* (impossibilidade de reclamar na justiça), para designar o mecanismo que dá origem à psicose, que parte do significado fundamental do complexo de castração, que, para o autor, representa o falo e simboliza a lei. HEINZ KOHUT (1913-1981) é tido como o que mais escreveu sobre o narcisismo e sobre o desenvolvimento da "psicologia do eu".[18] E ainda CARL ROGERS (1902-1987) e DONALD W. WINNICOTT (1897-1971), ambos com contribuições valiosas à psicologia-psiquiatria.

---

[17] LÓPEZ, R. E. *Introdução à psicologia evolutiva de Jean Piaget*. São Paulo: Cultrix, 1974. p. 25 *et seq*.

[18] KAPLAN, H. I. *Synopsis of psychiatry*. 7. ed. Baltimore: Willians e Wilkins, 1994. p. 257.

É preciso acrescentar que há alguns mestres que, embora tenham produzido as suas obras antes da primeira metade do século XX, influenciaram o pensamento científico da segunda metade desse século, como se verifica com as pesquisas sobre hereditariedade das doenças mentais, iniciadas com ERNST RÜDIN (1874-1952), que escreveu, em 1917, o livro *Hereditariedade e origem dos transtornos psíquicos*, e os ensaios com gêmeos de HANS LUXEMBURGER (1894-1976), em 1928. Os estudos da tipologia corporal também foram de grande destaque, culminando com a clássica obra do alemão ERNST KRETSCHMER (1888-1964), *Constituição e caráter*. KURT SCHNEIDER (1887-1967), também alemão, escreveu importante livro intitulado *Personalidades psicóticas* (1923), que obteve grande sucesso e trata da descrição de dez tipos de indivíduos que ficam na fronteira entre a normalidade mental e a loucura.

Outro nome que se notabilizou pelos seus grandes feitos à psiquiatria foi LADISLAW VON MEDUNA (1896-1964), húngaro, que promovia tratamentos à base de convulsões, por aplicação de drogas (primeiro a cânfora; depois, o pantilenotetrazol), substituindo o método pelo eletrochoque, criado em 1937, por UGO CERLETTI (1877-1963) e LUCIO BINI (1908-1964).

Lugar de destaque, em todo o século XX, merece a psicanálise, a que mais se expandiu, principalmente nos Estados Unidos, onde constam nomes como GORDON ALLPORT (1897-1967) e HENRY ODBERT, além das mulheres: ANNA FREUD (1895-1982), FLANDERS DUNBAR (1902-1959), KAREN HORNEY (1885-1952), HELENE DEUTSCH (1884-1982), MELITTA SCHMIDENBERG (1904-1983, filha de MELANIE KLEIN, 1882-1960), e as psiquiatras da infância e adolescência, MARGARET RIBBLE (1924-1999), SYBYLLE ESCALONA (1915-1996), MARY LEITCH, ADELAIDE JOHNSON, a grande MARIA MONTESSORI (1870-1952) e ainda ELZA PAPPENHEIM e MARGARET SCHOENBERGER MAHLER (1900-1985).

É preciso ainda assinalar outros professores que foram importantes nessa época: MANFRED SAKEL (1900-1957), preconizador da insulinoterapia; ABRAHAM MYERSON (1881-1948), que recomendava o tratamento pelas artes, terapia de grupo, hidromassagem, práticas que chamava de *impulso total*; FREDERICH SKINNER (1904-1990) e o livro *Comportamento dos organismos*; JACOB KASANIN (1897-1946), que cunhou o termo *esquizoafetivo*; ELIOT SLATER (1904-1983) e os estudos heredológicos; WALTER CANNON (1871-1945), que demonstrou os efeitos da raiva e do medo sobre o sistema endócrino, cujos estudos foram retomados por JAMES PAPEZ (1883-1958). Acrescente-se LEO KANNER (1894-1981), que, em 1935, publicou o primeiro manual em língua inglesa sobre psiquiatria infantil;[19] ALFRED KINSEY (1894-1956) e o famoso relatório sobre a sexualidade dos americanos; DAVID WECHSLER (1896-1981) e o teste de inteligência; RONALD FAIRBAIRN (1889-1964), escocês, psicanalista kleiniano; WILFRED BION (1897-1979), também kleiniano; SANDOR RADO (1890-1972), fundador do Instituto Psicanalítico de Colúmbia, depois de ter deixado, em 1950, a Sociedade Psicanalítica de New York, em cuja entidade, como espíritos de vanguarda, estudavam EDITH JACOBSON (1897-1978) e HEIZ HARTMANN (1894-1970).

---

[19] STONE, M. H. *A cura da mente*, cit., p. 78.

Na década de 1970, além dos nomes já citados, merecem ser lembrados os de MICHAEL BALINT (1896-1970) e o livro *A falha básica* (1968), JOHN BOWLBY (1907-1990), psiquiatra infantil; JOHN GUNDERSON (nascido em 1942) e sua contribuição para o conceito de *borderline*, que o Comitê de Classificação das Doenças Mentais dos Estados Unidos aceitou como transtorno de personalidade, na década de 80, cuja definição oficial foi um misto das noções propostas por GUNDERSON e OTTO KERNBERG (nascido em 1928).

A bem ver, o século XX foi uma época extraordinária para a Psiquiatria, em cujo período se desenvolveu e fincou as suas sólidas bases, graças aos grandes pensadores da psique, que souberam estudar e descrever os fenômenos normais e patológicos da mente humana. Praticamente, todo o conhecimento perene da Psiquiatria se estabeleceu no século XX e, por ser norma de pensamento, tornou-se imune ao tempo que costuma corroer. Ninguém, em sã consciência, dirá que as ideias de ARISTÓTELES não têm valor por causa dos seus mais de 2.500 anos, tal qual hoje não se pode desprezar a psicopatologia de JASPERS ou as descrições minudentes da esquizofrenia de KRAEPELIN etc., porque foram descritas há algum tempo.

O século XX foi o grande momento da Psiquiatria, no qual erigiu-se toda a sua doutrina e brilhou. É nele também que se inicia a psicofarmacologia, muito promissora no início (1950), mas que a pouco e pouco hipertrofiou-se e se transformou no vírus pandêmico responsável por sua decadência no século XXI.

2ª PARTE

DECADÊNCIA
DO INÍCIO DO SÉCULO XXI AOS DIAS ATUAIS

CAPÍTULO 10

O INÍCIO DA DECADÊNCIA

A doutrina psiquiátrica, no século XX, desenvolveu-se enormemente e hoje se pode dizer, com segurança, que nesse período atingiu o seu ápice com os mestres tratadistas que estudaram e descreveram os transtornos mentais de forma completa. Vale lembrar que para se dominar totalmente uma moléstia é necessário compreender a sua sintomatologia, anatomia patológica, patogenia, fisiopatologia, nosografia, prognóstico e tratamento. Foi o que aqueles adamastores da mente humana realizaram em seus tratados.

Sucede que após a sintetização da Clorpromazina, em 1950, passadas algumas décadas, as indústrias farmacêuticas viram nos psicofármacos um filão extraordinário para obtenção de lucro, isso porque o transtorno mental parece que tem os seus limites imprecisos (embora sejam tão precisos como os de qualquer outra doença física). Por exemplo, a depressão atinge a todos os seres humanos, pois é uma forma de o psiquismo reagir e se manifestar diante de certas vivências dolorosas. As dificuldades financeiras, o desentendimento com a pessoa amada, a perda de um ente querido, geram depressão reativa, normal e passageira. Porém, existe a depressão patológica, endógena e grave. As indústrias farmacêuticas, por meio de muito bem-feito trabalho de *marketing* e de catequização dos noveis médicos, aproveitando esse amplo espectro das manifestações depressivas, lasseou o conceito, equiparando o depressivo doente endógeno com o depressivo reativo normal, visando aumentar o número de pessoas com diagnóstico e, consequentemente, mais prescrições e remédios, incrementando as vendas.

O método de lasseamento do diagnóstico e de divulgação das novas drogas, a partir dos anos 1990, foi implacável e atingiu inúmeros transtornos mentais bem conhecidos que tinham nosografia bem estabelecida e seus devidos fármacos de uso consagrado.

Para desbancar o antigo remédio, o laboratório produtor do novo usou de método deveras interessante: criou um nome diferente para o mesmo mal e o associou à nova substância. Neurose fóbica virou síndrome do pânico; neurastenia, *burnout*; psicose maníaco-depressiva, espectro bipolar; disfunção cerebral mínima, transtorno do déficit de atenção e hiperatividade; sem esquecer de termos nos quais muitas pessoas sadias neles se encaixilham, como "transtorno do apego reativo", "transtorno da interação social desinibida", "transtorno de oposição desafiante", entre tantas outras criações. A bem ver, nem a tradicional doença de Alzheimer escapou ao ataque lasseador dos diagnósticos, bastando, frequente vezes, para receber este timbre, ter mais de 60 anos e uns poucos lapsos mnêmicos, lembrando que a verdadeira doença de Alzheimer é bem diferente, como se verá adiante (item 16.2).

Mudado o nome, é preciso associá-lo à nova droga. O expediente utilizado pelo *marketing* para introduzir o recém--criado fármaco é eficiente e começa com a promoção de simpósios, mesas-redondas e congressos, patrocinados pelos laboratórios produtores de remédios, nos quais se debate a substância química e a "novel doença". Assim, inicia-se a lavagem cerebral e modificação do pensamento do psiquiatra, o qual, no século XXI, acrescido de outros expedientes (adiante expostos), sofreu e sofre implantação de crenças e atitudes, que são impingidas maciçamente, cujo escopo final não é o bem-estar do paciente, mas o lucro na venda de remédios.

CAPÍTULO 11

LAVAGEM DO CÉREBRO DOS PSIQUIATRAS

As indústrias, sejam de que espécie forem, são conjuntos de atividades econômicas que têm por fim a exploração de matérias-primas para transformá-las em produtos de consumo.

Assim, terão sucesso aquelas que obtiverem mais lucro, uma vez que esse é o seu objetivo final. Aliás, sistema econômico preferível e legítimo, baseado nos bens privados e na irrestritiva liberdade de comércio.

Quanto às indústrias farmacêuticas, o foco, obviamente, é financeiro, lembrando que as grandes que dominam o mercado mundial estão na bolsa de Nova York e nas dos principais países. O investidor pode comprar ações, vendê-las etc. Ou seja: ninguém está preocupado com a saúde do próximo, mas, isto sim, com a higidez financeira da indústria.

Dessa forma, os remédios produzidos precisam ser vendidos. Na Psiquiatria, com a ajuda eficientíssima do *marketing*, conseguiram elevar os psicofármacos ao nível dos mais comercializados no mundo ocidental.

Óbvio que para atingir esse marco foi preciso trabalhar a cabeça do médico, pois este é o que receita.

Nesses últimos 10/20 anos, a bem ver, o que se verifica de modo claro é que houve uma verdadeira lavagem cerebral. O médico não é culpado diretamente pela grande pandemia ocidental de venda de psicofármacos, mas o sistema no qual foi e está inserido, educado e formado.

Em outras palavras, a indústria farmacêutica "comprou" o cérebro do médico, que é uma vítima da lavagem cerebral, a qual começa antes de entrar na faculdade, com as propagandas subliminares ou explícitas que abundam na internet sobre síndromes psiquiátricas e tratamento, divulgados em redes sociais, na televisão em forma de reportagem, em entrevistas seletivas, nas quais o entrevistado sofre de algo insuportável e "salvou-se" graças ao tratamento medicamentoso etc.

Depois, nos bancos das escolas médicas, mesmo nas de primeiríssima linha (sem falar das de péssima qualidade), os seus professores hodiernamente são assediados e muitos cooptados pelos laboratórios farmacêuticos, que lhes patrocinam conclaves, simpósios, congressos, mesas-redondas, nos quais são expostos o "último grito da ciência" e a nova droga e suas aplicações.

As indústrias farmacêuticas dão poderes a esses "professores de alto gabarito", que promovem os eventos e chamam seus amigos, distribuem passagens aéreas, duas/três diárias pagas em hotel quatro estrelas e alimentação. Isso é barato para os laboratórios patrocinadores, como se fosse uma moeda de poucos centavos diante dos bilhões de dólares que entram.

Para assistir ao evento, os "ilustres professores" chamam os seus alunos e os recém-formados. Somente se fala da nova droga, e a plateia, que ainda não tem qualquer capacidade de reagir ao massacre da "ciência", é vítima da persuasão e sai da sala prisioneira dos temas expostos.

Não para aí, a seguir vem a "literatura", fruto da edição desses encontros, que fica exposta em plataforma digital a noticiar não somente o "conteúdo científico", mas o social, o coquetel, as "celebridades médicas" presentes, ou seja, tudo recebe um banho de glamour.

Ainda não acabou: a seguir o representante do laboratório visita o consultório do médico e distribui amostra grátis, o "remédio de última geração", e não esquece de deixar um *folder* com a posologia que precisa ministrar.

Ora, se um paciente entrar no consultório do doutor, com sintomatologia semelhante à que foi descrita, sempre ampla, na qual tudo cabe, ele não tardará a oferecer as primeiras doses deixadas pelo representante laboratorial e prescrever as seguintes.

E ainda mais, se o médico não pôde ir ao "evento científico", não recebe visita do representante do laboratório e não teve acesso à propaganda direta para se "instruir e ficar atualizado", acaba recorrendo a um desses buscadores virtuais de conteúdo, tipo Google, no qual, ao digitar duas, três letras de um pretenso sintoma, já vem a descrição de quadro clínico semelhante ao de seu paciente, com a terapia a seguir, lembrando que, via de regra, no buscador digital o nome do remédio e os sintomas do anunciado transtorno mental aparecem logo nas primeiras entradas, e, como se sabe, posição de destaque nos meios de comunicação custa dinheiro, o qual, para esses grandes fabricantes de remédio, nunca falta. Recentemente uma indústria farmacêutica multinacional afirmou que, nos países que entraram em crise, os fabricantes de remédio são os últimos a sofrer com a recessão e os primeiros a sair dela.

Lembre-se que os "trabalhos científicos", publicados em revistas ditas da melhor qualidade, não são totalmente isentos, pois também estão comprometidos com o poder econômico das farmacêuticas, salvo raríssimas exceções. Antes de serem publicados, se não atenderem aos interesses dos patrocinadores desses periódicos, não entram. Para dar ideia do problema, no ano 2020, uma das mais importantes revistas de psiquiatria brasileira tinha 25 patrocinadores, sendo 24 da indústria farmacêutica.

Assim, feita a lavagem cerebral, o que predomina na venda de remédio não é em absoluto o interesse no bem-estar do paciente, mas o lucro material, e isso é um problema de saúde pública, pois todos os remédios, sem exceção, são substâncias que pouco ou muito vão causar efeitos colaterais, e de modo especial isso ocorre com os fármacos psiquiátricos, que, além de não curar (nenhum cura, como os antibióticos que matam os micróbios invasores), somente abafam os sintomas e negativamente interferem na homeostase físico-psíquica, que na maioria das vezes se processaria independentemente do uso de fármacos. Remédios psiquiátricos deveriam ser restritos ao doente mental na acepção correta do termo: loucos e não pessoas normais mal diagnosticadas, ainda que estas possam ocasionalmente ter problemas mal resolvidos.

Em diferentes palavras, psicofármacos deveriam ser receitados em última instância, quando todos os outros métodos de tratamento mental estivessem esgotados. E, se forem de fato necessários, que tenham um tempo para a sua suspensão ou, na impossibilidade, que se persiga a monoterapia em dosagem mínima de manutenção.

A grande pandemia ocidental do uso de remédios psiquiátricos é um dos símbolos mais evidentes da decadência da Psiquiatria, e isso somente é possível porque médicos receitam. Obviamente que se deve partir do princípio segundo o qual estes querem o bem de seus pacientes e, portanto, se estão causando o mal, não sabem o que fazem. Assim, conclui-se que seus cérebros foram lavados.

CAPÍTULO 12

A EPIDEMIA DE VENDA DE REMÉDIOS PSIQUIÁTRICOS

Existem remédios que são vendidos em todo o mundo, isso porque as indústrias farmacêuticas não têm bandeira. São multinacionais, e o lucro é o único alvo.

Claro que os fármacos, para serem os mais vendidos, dependem de certos fatores externos. Por exemplo, se o país tem muito sol e o povo pele branca, como na Austrália, os protetores solares estão no topo da lista. Se há muita pimenta ou tempero na comida, então são os remédios para estômago, como na Índia e na África.

Porém, quando o assunto é Psiquiatria, independe do local, pois usam-se para vender remédios certos conceitos universais (depressão, por exemplo), os quais, bem manipulados em suas características técnicas e científicas, são lasseados para que muitas pessoas normais possam aí se encaixar.

Como exemplo, cite-se que são os antidepressivos os remédios mais comercializados em vários países de características diferentes.

Recorde-se que os Estados Unidos são os campeões mundiais no uso de fármacos de vários tipos, seguidos pelo Japão, Índia, China, Rússia e Brasil, sendo certo que entre os de uso psiquiátrico, disparadamente, a droga Rivotril, com quase 40 anos no mercado, atingiu hodiernamente o *ranking* de campeão universal de vendas, fato que começou no início da segunda década do século XXI.

O sucesso espetacular aconteceu em pouco tempo, e deu-se na mesma velocidade em que as grandes cidades começaram a ser mais castigadas pela violência, com aumento da competição empregatícia e dos diagnósticos psiquiátricos alargados.

De acordo com os dados das indústrias farmacêuticas americanas, disponíveis em *sites*, entre julho de 2013 e junho de 2014, o número de vendas de antidepressivos era de 47 milhões de comprimidos, enquanto entre junho de 2017 e junho de 2018 foi de 71 milhões, sem incluir a venda para hospitais, clínicas e compras governamentais.

A OMS (Organização Mundial de Saúde) divulgou que, em 2019, o remédio psicoativo mais vendido foi o Clonazepan (Rivotril), que atingiu mais de duas toneladas. No Brasil esse fármaco ficou em segundo lugar, perdendo apenas para os anticoncepcionais.

Segundo Fernando Mellis, do *site R7*, em 2018, no Brasil foram vendidos 1,4 bilhão de comprimidos psiquiátricos, que corresponde a 56,6 milhões de caixas de medicamentos para ansiedade e antidepressivos, ou seja, 6.471 caixas dessas substâncias por hora.

Esses dados são confirmados pelo Sistema Nacional de Gerenciamento de Produtos Controlados (SNGPC), órgão da

Agência Nacional de Vigilância Sanitária (ANVISA). Correspondem a apenas oito princípios ativos: Alprazolam, Bromazepam Clonazepam, Diazepam, Lorazepam, Flunitrazepam, Midazolam e Zolpiden.

Registre-se que o consumo de Zolpidem, em oito anos, aqui no Brasil, subiu 560%, cujo pico se deu em 2015, com o consumo recorde de 76,2 milhões de caixas vendidas no período. Nesse mesmo intervalo de tempo foram comercializados 233,3 milhões de caixas de Rivotril.

Considerando os dados acima fica fácil compreender os motivos que levaram a OMS a dar ao Brasil o título de "país mais ansioso do mundo, em 2017, correspondendo a 9,3% da população".[1]

Observe-se que a multinacional JANSSEN, quando anunciou uma nova forma de combate à depressão por *spray* nasal – feito à base de Esketamina, "gêmea" da Ketamina, um poderoso anestésico veterinário –, a simples notícia de sua aprovação pelo órgão regulador americano foi ter na Wall Street, e, de acordo com Market Watch, a notícia levou analistas a estimar lucro superior a 600 milhões de dólares, apenas com essa droga, em dois anos (até 2022).[2] Sucede que essa desgraça já está sendo comercializada, com o nome de *Spravato*, em vários países do mundo, nos Estados Unidos desde maio de 2020, e no Brasil, aprovado pela Agência

---

[1] Venda de Antidepressivos Cresce 21%. *O Estado de S. Paulo*, 9 set. 2017. p. B9.

[2] FDA Approves Johnson e Johnson's Ketamine-like Drug to Treat Sereve Depression. *MarketWatch*, 5 mar. 2019. Disponível em: https://www.marketwatch.com/story/fda-approves-johnson-johnsons-ketamine-like-drug-to-treat-severe-depression-2019-03-05.

Nacional de Vigilância Sanitária (ANVISA), desde novembro de 2020. A substância tem sido mostrada ao público como "antidepressivo milagroso", quando, na realidade, é uma das drogas que em um futuro não distante estarão entre as mais terríveis, nocivas e maléficas vendidas com receita médica. A Esketamina é um forte anestésico, muito usado recreativamente por viciados e outros pacientes psiquiátricos. O perigo multiplica-se por ser *spray* e via nasal, a mesma do lança-perfume, da cocaína inalada e do rapé, com efeito imediato e altamente viciante, pois excita, dá euforia, mas também mata ou causa alheamento, confusão mental, incoordenação motora e bizarrices de toda a ordem.

Registre-se que a venda de antidepressivos e ansiolíticos é resiliente, não afetada (ou sente menos) pelos efeitos da crise, na qual frequentemente cresce, dada a facilidade com que os diagnósticos de depressão e ansiedade são atribuídos e a prontidão com que receitas são prescritas. E, segundo CARLOS AGUIAR, diretor da farmacêutica Medley, do grupo francês Sanofi, tem um fator determinante para o aumento das vendas, qual seja, a migração de um produto de referência para outro genérico, uma vez que essas versões são, no mínimo, 30% mais baratas: "As doenças relacionadas ao sistema nervoso cresceu no mundo todo, mas é inegável que períodos de problemas econômicos geram mudanças de comportamento".[3]

Interessante notar que na segunda década do século XXI a Eurofarma (indústria multinacional de capital 100% brasileiro), líder em medicamentos genéricos voltados ao

---

[3] VENDA DE ANTIDEPRESSIVOS CRESCE 21%, cit., p. B9.

sistema nervoso central (SNC), registrou crescimento robusto na categoria de medicamentos para depressão e ansiedade. Segundo essa companhia, o seguimento SNC é a "principal classe terapêutica para a Eurofarma, e representa 28% da receita líquida, que ficou em 2,8 bilhões em 2016"[4]. Neste ano, a OMS registrou que 4,4% da população mundial recebeu o diagnóstico de depressão, ante 5,8 de brasileiros.

Um dos fatores fundamentais que contribuem para a imensa demanda de psicofármacos em alguns países e agravamento das vendas em outros é que o conceito do uso de remédios psiquiátricos disseminado entre médicos mudou radicalmente nesses últimos 20 anos.

Se o remédio era receitado por período determinado de tempo em face do quadro agudo manifesto, hoje já não é assim que se pensa, pois o paciente começa a tomar um dia e praticamente passa o resto da vida usando-o. Nem o usuário nem o médico têm coragem de suspendê-lo. O paciente, por conta própria, dificilmente o fará, mesmo que se sinta bem e que o mal que o afligia já não mais exista. Fica no seu transfundo psicológico a impressão de que, se deixar de tomar "a pílula da felicidade", o "modulador de humor", tudo de ruim pode voltar. E, por sua vez, o médico que receitou é literalmente bombardeado pelo *marketing*, pelos "estudos de última geração" que divulgam dados de "pesquisadores" dessa e daquela instituição de nome pomposo, que caso seja interrompida a medicação podem advir problemas ou, o que é pior, o quadro voltará mais grave do que no início. Assim, paciente e profissional acabam sendo os responsáveis pela manutenção,

---

[4] VENDA DE ANTIDEPRESSIVOS CRESCE 21%, cit., p. B9.

às vezes por anos, décadas, do uso desnecessário e ininterrupto de psicofármacos. Isso reforça o feliz termo criado por THOMAS HARGER, *homo farmacum*, "a espécie que fabrica e toma drogas: somos o povo do comprimido"[5], para caracterizar os humanos dessa época da história.

É claro que há remédios que precisam, sim, ser tomados a vida inteira; isso ocorre em qualquer especialidade médica. Por exemplo, certos casos de deficiência de insulina, não somente para acertar a glicemia, mas também porque desarranjos glicêmicos podem causar transtornos mentais. Certas formas de esquizofrenia ou de epilepsia também precisam de doses de manutenção e controle. Mas existem outras manifestações agudas em que é necessário suprimir os remédios depois da crise. Ninguém tomará a vida inteira antibiótico somente porque teve infecção um dia, da mesma forma que não deveria receber antidepressivo por quanto tempo viver em face de uma reação depressiva exógena, por exemplo, pela perda de um ente querido em determinada fase da vida.

O fato é que hoje, na formação dos psiquiatras, praticamente só ensinam psicofarmacologia, ou seja, radicais químicos, fórmulas, neurotransmissores e quase mais nada. Além disso, as principais revistas de psiquiatria, praticamente todas as do mundo ocidental, apenas trazem estudos com estatísticas, gráficos etc. indicando as benesses das drogas; dificilmente se lê algo contra elas, seus malefícios e suas implicações negativas a curto, médio e longo prazo.

As técnicas psicoterápicas, as formas não invasivas e não medicamentosas de tratar o paciente, isso de há muito

---

[5] HARGER, T. *Dez drogas*. Disponível em: http://todavialivros.com.br/livros/dez-drogas. São Paulo: Todavia, 2020.

ficou para trás, cerca de 20 anos. Raramente hoje se trabalha apenas com o psiquismo do paciente, e isso deveria ser a regra para permitir que viva a vida como ela é, com as suas tristezas, com os seus altos e os seus baixos, com todo o direito de ter depressão, tristeza, estresse, mau humor, ansiedade e seja lá o que for, pois isso é, foi e será próprio da natureza humana. O fármaco, nessas horas, funciona como uma espécie de camisa de força química, a qual, em vez ajudar, atrapalha, pois nada ensina, nada explica ou esclarece, mas dopa, alheia, embota, insensibiliza e robotiza.

Aqui vale lembrar a lagosta, que para crescer em tamanho tem que se livrar da sua dura carapaça de queratina. E somente o faz porque sente incômodo. Então procura um lugar para se desvencilhar do que lhe aperta. Deixa ali a velha proteção para "vestir" outra maior, confortável, a continuar a sua existência. Ou seja, foi na diversidade, no sentimento ruim de estar sendo espremida em sua estrutura que conseguiu suplantar a fisiológica crise do crescimento, para melhor, maior, mais forte e mais capaz na luta pela vida.

Falta aos médicos psiquiatras, digamos, coragem de libertar o paciente dessas amarras psicofarmacológicas que colocaram, tirá-las e devolver a ele a liberdade de ser-sadio--no-mundo, conforme as suas virtudes e os seus defeitos. Fizessem isso estariam de fato praticando a Medicina, capazes de propiciar ao indivíduo o bem-estar natural, sem esses fármacos malditos (porque mal receitados) do século XXI, meninas dos olhos das indústrias farmacêuticas.

CAPÍTULO 13

OS PROTOCOLOS E INSTRUMENTOS NO LUGAR DA PSICOPATOLOGIA

Dos anos 2000 para cá a Psiquiatria secular, europeia, foi totalmente substituída pela Psiquiatria norte-americana, que ficou muito tempo parada e sob o domínio da psicanálise. Em 1980, nos Estados Unidos, veio o Manual Diagnóstico e Estatístico, 3ª revisão (DSM-III, sigla em inglês), que começou a forçar no mundo ocidental a Psiquiatria daquele país. Na ausência da reação dos outros centros psiquiátricos, vingaram os protocolos e instrumento por eles criados, cujos métodos e paradigmas engessaram a especialidade.

Protocolos são guias para o reconhecimento de uma determinada doença, ou seja, procedimentos padronizados a serem seguidos, uma espécie de regulamento pragmático que se aplica ao examinando e, conforme o resultado, assim será o diagnóstico.

Instrumento, por sua vez, é o nome da ferramenta que se usa para fazer a medição, chegar ao diagnóstico e ao grau de gravidade. Por exemplo: Escala de Fobia Social, Escala de Hamilton (ansiedade, depressão), Miniexame do Estado Mental, Escala de Sintomas de Yale-Brown, *Checklist* de Sintomas para Transtornos Mentais e muitos outros.

A bem ver, esses instrumentos e protocolos padronizados substituíram completamente a psicopatologia, desenvolvidos e bancados pelas indústrias farmacêuticas, que, a color de padronizar as pesquisas, introduziram esses métodos de aferição, os quais, paulatinamente, saíram dos laboratórios para ganhar os consultórios médicos, sendo amplamente usados e aceitos por profissionais, principalmente os que se formaram nas duas últimas décadas e tiveram pouco ou nenhum contato com a psicopatologia tradicional.

O grande problema desses instrumentos e protocolos não está apenas no fato de serem impróprios, mas também porque foram deduzidos de pessoas com características inerentes a determinado país – o que pressupõe desaferidos para serem utilizados em outras circunstâncias e em indivíduos completamente diferentes –, além de não abarcar o paciente como um todo biopsicossociocultural que é.

Em outras palavras, um protocolo, um instrumento, ou um conjunto deles, verá o examinando apenas naquele aspecto que pretende medir, e isso jamais vai substituir o olho clínico direto do examinador experiente e atento aos sinais e sintomas clínicos observados diretamente do paciente. O diagnóstico, os médicos fazem usando os seus sentidos, vendo, intuindo, sensopercebendo, sentindo o examinando nos seus mínimos detalhes e fazendo a anamnese completa e necessária. Hodiernamente, com a vinda dos protocolos e instrumentos, não há mais exame psíquico, exame físico, anamnese (série de antecedentes hereditários, pessoais, ambientais, que formam a história pessoal do paciente) nem se usa mais, como dito, a Psicopatologia. Repetindo, tanto a anamnese quanto as manifestações mentais patológicas foram substituídas pelos instrumentos e protocolos. Preenche-se o questionário pré-fabricado, somam-se os números e tem-se o resultado, que se compara com o gabarito. Se deu X pontos é isso, se deu Y é aquilo e assim por diante.

À guisa de ilustração, segue instrumento para diagnosticar transtornos alimentares, como a anorexia nervosa e a bulimia nervosa, síndromes que se caracterizam pelo medo excessivo de engordar, insatisfação com o peso e forma corporais, além de vivência conturbada com o corpo. O dito instrumento é o questionário seguinte:

Marque com um X a alternativa que melhor descreve com que frequência você adota esses comportamentos: nunca (1 ponto); raramente (2 pontos); às vezes (3 pontos); frequentemente (4 pontos); muito frequentemente (5 pontos).

1. Checo a firmeza de meus braços para confirmar que não perdi nenhuma massa muscular.
2. Olho meus músculos abdominais – "tanquinho" – no espelho.
3. Quando me olho no espelho, contraio os braços para confirmar a igualdade entre eles.
4. Comparo o tamanho dos meus músculos com o de outra pessoa.
5. Comparo minha "magreza" ou definição muscular com a de outras pessoas.
6. Comparo meus músculos com a dos atletas ou das celebridades.

7. Comparo minha "magreza" ou definição muscular com a de atletas ou celebridades.

8. Peço para outras pessoas tocarem em meus músculos para confirmar o tamanho e a firmeza deles.

9. Peço para outras pessoas comentarem sobre a definição ou o tamanho de meus músculos.

10. Belisco a gordura da minha barriga e costas (por exemplo, os pneuzinhos) para checar a minha "magreza".

11. Comparo minha "magreza" ou a definição de meus músculos peitorais com a de outras pessoas.

12. Comparo o tamanho de meus músculos peitorais com a de outras pessoas.

13. Comparo a largura de meus ombros com a largura dos ombros de outras pessoas

14. Contraio meus músculos peitorais diante do espelho para confirmar a igualdade entre eles.

15. Contraio meus músculos diante do espelho à procura de linhas ou estriamentos neles.

16. Meço meus músculos com uma fita métrica.

17. Aperto a gordura ou estico a pele do meu corpo para acentuar o músculo escondido pela gordura.

18. Checo o tamanho e a forma de meus músculos na maioria das superfícies espelhadas (por exemplo, nas janelas de carros, nas vitrines de lojas, nos espelhos etc.).

19. Belisco ou aperto meus músculos para confirmar o tamanho e a firmeza deles.

O escore vai de 19 a 95 pontos, o que vale dizer: em termos de bulimia nervosa e de anorexia nervosa, 19 pontos é bem sadio e 95 pontos, bem doente, passando, entre o máximo e o mínimo de pontuação, por diversos graus de gravidade.

Para mostrar a fragilidade do método, suponhamos que se aplicado o referido instrumento em três pessoas distintas obtivéssemos o resultado seguinte: indivíduo 1: 93 pontos; indivíduo 2: 90 pontos; indivíduo 3: 21 pontos.

Pergunta-se:

a) Nenhum é normal;

b) Todos são normais;

c) 1 e 2 são normais;

d) 3 é normal.

Para responder ao teste, vamos por eliminação. Se o escore vai de 19 (sadio) a 95 (doente), e é crescente em gravidade, os indivíduos 1 e 2 são anormais, considerando seus escores de 93 e 90 pontos, quase batendo no teto, e o indivíduo 3, normal, pelo baixo escore. Assim, a única resposta possível é a opção "d".

Certa a resposta? Não, errada, como se verá a seguir, pois o correto é a letra "c", uma vez que o indivíduo 1 é halterofilista, competidor de fisiculturismo, 1,90 m de altura, quase 100 kg. Seu escore foi 93 e, com certeza, não é bulímico nem anoréxico, ainda que com muita frequência apalpe o corpo para ver se tem excesso adiposo, olhe-se no espelho para confirmar a igualdade entre seus braços, compare a própria estrutura corporal com a de outros etc.

O indivíduo 2 é uma bailarina profissional, seu escore, 90 pontos, altura 1,72 m, 61 kg, 45 anos, esguia e sadia, que também se olha muito no espelho e se incomoda com o peso, os músculos e postura, a idade etc.

O indivíduo 3, escore 21, pelo "instrumento" seria normal, mas na verdade, pesa 135 kg, 1,74 de altura, do sexo masculino, sofredor de obesidade patológica, que não se preocupa com isso e não se olha no espelho.

Ou seja: indivíduos 1 e 2 completamente normais, que o "instrumento" diria que são absolutamente doentes! E o indivíduo 3, totalmente doente, que seria bem sadio segundo o bizarro critério de avaliação.

Em outras palavras, instrumentos não prestam para estabelecer diagnósticos, e os que defendem o seu uso sob pretexto de padronizar método de pesquisa certamente ignoram ou fazem pouco da verdadeira arma que os psiquiatras têm para examinar os pacientes e chegar a determinados diagnósticos. Como dito, a anamnese, o exame físico e psíquico completos, à luz da psicopatologia, devem nortear o diagnóstico, o tratamento e as pesquisas, não os infantis métodos de pontuação.

A verdade é que a compreensão profunda das doenças mentais não interessa às indústrias farmacêuticas, as verdadeiras molas propulsoras das doutrinas psiquiátricas contemporâneas. Para elas o que tem valor são esses instrumentos caolhos que entram nas pesquisas para depois dar validade à prescrição de novos remédios, tudo encapado sob o nome de "método científico que aumenta o grau de concordância e confiabilidade entre os investigadores". Investigadores solidamente preparados ou ignorantes úteis?

É a decadência da Psiquiatria, neste momento da sua história vulgarizada nos protocolos, instrumentos, inventários, tenham o nome que tiverem. São cupins modernos a infestar e corroer o saber psiquiátrico, que levou séculos para se desenvolver, fixar as suas bases e fornecer elementos seguros para os que lidam com as deformidades mentais.

CAPÍTULO 14

A MORTE DOS LIVROS-TEXTOS

No século XXI, salvo raríssimas exceções, não há no mundo ocidental prática da Psiquiatria sem o uso da Classificação Internacional de Doenças (CID) ou do Manual Diagnóstico e Estatístico de Transtornos Mentais (DSM, sigla em inglês). Não existem mais livros-textos, que foram substituídos por esses dois catálogos.

A bem ver, a finalidade inicial dos sistemas de classificação não era servir de guia para o exercício da Psiquiatria, mas tão somente homogeneizar a linguagem, uma vez que a velocidade de comunicação, os novos fármacos, as pesquisas sobre os transtornos mentais exigiam glossário uniforme para que todos soubessem do que se estava a falar. Recordando o que se disse no item 9. 1, a tentativa de assemelhar a linguagem ocorreu no início dos anos 1960, com o programa de saúde mental da Organização Mundial de Saúde (OMS). Não vingou. Na década seguinte, a Classificação Internacional de Doenças, cuja finalidade até então era a de registrar, estatisticamente, dados epidemiológicos e causas de morte, recebeu um glossário com os transtornos mentais (CID-8, 1965), os quais foram ligeiramente revistos em 1975 (CID-9). Durante a vigência dessa última classificação, inicia-se lentamente o culto ao psicofármaco e consequentemente advém a influência da Psiquiatria norte-americana. Com ela, o Manual Diagnóstico e Estatístico de Transtornos Mentais (DSM, sigla em inglês). Este já existia, desde há décadas, em suas versões DSM-I (1952) e DSM-II (1968), semelhantes à CID. Porém, quando surgiu o DSM-III (1980), introduziram não apenas os transtornos mentais, mas também os padrões e critérios para serem diagnosticados (ver início do capítulo 19). Recorde-se que o DSM-III nasceu da necessidade política de autoafirmação da Psiquiatria americana, que estava muitas décadas sob o domínio da psicanálise, que não estabelece diagnósticos. Aí começa a grande modificação no método de abordar e diagnosticar o paciente, pois são propostos modelos fixos, critérios preestabelecidos para encaixar o examinando. O problema é que os parâmetros rígidos eliminam, completamente, a aplicação da psicopatologia como forma de entendimento do dinamismo psíquico alterado e como orientadora do diagnóstico, substituindo-a por dados adrede preparados, que irão dar a categoria na qual o examinando deve ficar, tornando a Psiquiatria uma área empírica e engessada, na qual o diagnóstico, em vez de seguir o critério psicopatológico e qualitativo, é estabelecido por dados quantitativos que não permitem manejos.

Isso levou à decadência da Psiquiatria, pois substituiu o conhecimento científico por certos critérios que são aplicados aos indivíduos, os quais, neles encaixados, recebem este ou aquele diagnóstico. Tal situação foi sendo repetida e "aprimorada" nos DSM-4, DSM-V, CID-10 e CID-11.

O grande problema é que os parâmetros para caracterizar os diagnósticos não foram elaborados com base na doutrina clássica e sólida, mas por certos tipos de comportamento padronizados e empíricos, com critérios lassos, o que resultou no aumento indiscriminado de novas possibilidades de enquadrar uma pessoa como portadora de transtorno mental. Cite-se de caminho que a substituição da doutrina clássica pelo padrão da CID e do DSM atendeu aos reclamos dos fabricantes de remédios, que dependem, para vender os seus produtos, de diagnósticos e prescrições de receita.

Assim, quanto mais permissivos forem os critérios para emoldurar determinados comportamentos e manifestações mentais, mais venda de fármacos.

Hoje, na DSM-V, em vigor desde 2013, assustadoramente se veem como categoria diagnóstica certas ocorrências clínicas inexpressivas, ao lado de outros transtornos mentais verdadeiramente graves. Tudo misturado e no mesmo grau de importância: 313.89 (transtorno de interação social desinibida); 307.6 (enurese); 307.42 (transtorno de insônia) etc., ao lado de doenças mentais graves: 295.90 (esquizofrenia); 305.90 (alcoolismo grave); 292.89 (transtorno grave do uso de cocaína) etc.

A CID-11, em vigor desde 1º de janeiro de 2022, é do mesmo gabarito da DSM-V e enterra de vez a psicopatologia, tão bem estabelecida no século XX. Por isso se pode dizer que a Psiquiatria europeia, erudita, de base filosófica, antropológica, sociológica, psicológica e médica foi substituída, completamente, pela Psiquiatria norte-americana, insipiente, voltada aos neurotransmissores e psicofármacos, patrocinada pelas indústrias farmacêuticas.

A adoção da CID e do DSM exterminou os livros-textos, além de ter estimulado os psiquiatras e afins a desenvolver, cada vez mais, o pensamento bioquímico, como se o psiquismo fosse tão somente um conjunto de neurotransmissores, em detrimento do pensar holístico que busca a integralidade dos fenômenos humanos.

Acrescente-se a essa situação um fato deveras preocupante, o de que os fabricantes de remédio são um dos principais produtores de "literatura psiquiátrica", a qual vai doutrinar a mente do médico, e o pior de tudo é que os erros clínicos, as imprudências, imperícias e negligências em que porventura o psiquiatra possa incorrer, são de difícil punição pelos Conselhos de Medicina. Ou seja, usa-se uma literatura (se é que assim se pode chamar) medíocre e as consequências erradas que daí resultam praticamente não podem ser coibidas pelos órgãos reguladores e pelas leis.

A Psiquiatria do século XXI é quase imune às críticas e sanções legais, pois dá abertura a variadas interpretações sobre um mesmo fato, onde parece que tudo é possível. Tornou-se área na qual os grandes erros médicos não são evidenciados como nas outras especialidades da Medicina. Nestas, por exemplo, se o cirurgião esquecer uma Kelly no abdome do paciente e resultar em morte, pode o médico sofrer processo civil, penal e também disciplinar no seu Conselho Regional de Medicina, além de arcar com indenizações. Ao passo que se o psiquiatra der, por exemplo, atestado (ou laudo) dizendo que o paciente tem capacidade mental de entendimento e de determinação e esse, em curto espaço de tempo, dilapidar o próprio patrimônio ou matar pessoas em face de sua doença, dificilmente sofrerá quaisquer sanções. A verdade é que para a pinça esquecida no abdome há as radiografias e outras evidências para outros verem e condenar; por outro lado, no atestado (ou laudo), cuja negligência, imperícia e imprudência se equivalem à conduta do cirurgião relapso, não há imagem física a registrar o erro, facilitando as justificativas para se safar das penas, por exemplo, "o paciente estava muito bem no momento do exame", além de sempre ser possível dar guarida ao erro técnico usando as páginas complacentes daqueles catálogos de classificação, onde tudo cabe.

Aplica-se também o exemplo do dermatologista que administra remédio para sarna, quando a lesão é de erisipela. Fica fácil confirmar o erro, basta um exame laboratorial, ao passo que, se o psiquiatra matar um paciente deprimido por dose excessiva de Lítio, sempre poderá dizer que foi fatalidade, mesmo que a litemia seja alta, uma vez que entre o depressivo grave e o leve, entre o endógeno e o exógeno, nesses catálogos que se critica sempre haverá brechas para escapar e justificar o injustificável, usando para defesa seus amplos e abrangentes limites entre higidez e patologia grave.

É preciso recordar que as indústrias farmacêuticas, a fim de aumentar as vendas, investiram na "formação" do psiquiatra, patrocinando congressos, mesas-redondas, publicações periódicas e tudo o mais que possa divulgar e formar a opinião dos únicos que podem receitar: o médico. Sem livros-textos, portanto sem doutrina de base, o médico embarca "no último grito da ciência" vendido pelos laboratórios.

Não há nenhum segredo que 94% dos médicos americanos, já no final da década de 2010, relacionavam-se de alguma forma com as indústrias farmacêuticas, conforme noticia o *New England Journal of Medicin*.[1] Recebem convites

---

[1] *Apud* MEDICINA E INDÚSTRIA. *O Estado de S. Paulo*, 26 out. 2008, A 15.

para eventos, são chamados para almoços, ganham brindes, honorários por palestras e consultorias. Não são atividades ilegais, assim como aceitar presentes. Há, porém, o debate sobre a questão ética, que obrigatoriamente passa pela influência que os presentes podem ou não ter sobre o tipo de atendimento prestado ao paciente. A bem ver, a relação das indústrias farmacêuticas com o médico começou com o romantismo da divulgação do catedrático e suas teses, até chegar aos abusos da doutrinação por meio de farta "literatura médica", que não passa de mais uma forma de propaganda das drogas que querem vender.

Nesse sentido, MARCIA ANGELL, professora de Medicina Social da Harvard University, adverte: "laboratórios farmacêuticos não deveriam participar da 'educação' de médicos, pois não se espera que forneçam informações objetivas a respeito de produtos comercializados por eles próprios".[2]

A verdade é que, "ensinando psiquiatria", laboratórios doutrinaram os psiquiatras para o alargamento do diagnóstico, de modo que comportamentos absolutamente normais sejam dados como patológicos, aumentando consideravelmente o número de "doentes" e justificando a administração de remédios. No citado artigo da doutora ANGELL, lê-se: "observa-se que problemas de comportamento motivados por fatores sociais, econômicos e familiares passaram a ser enquadrados na categoria 'distúrbios psiquiátricos', porque psiquiatras que definem essas doenças têm conflitos financeiros de interesse".[3]

---

[2] ENTREVISTA: Marcia Angell. *Revista Ser Médico*, São Paulo: CRM, São Paulo, nov./dez. 2012. p. 5.
[3] ENTREVISTA, cit., p. 6.

Essa inversão de valores somente foi possível porque os livros-textos, que poderiam dificultar a implantação de novidades comerciais abusivas, sumiram das bibliotecas dos psiquiatras. E também das livrarias.

Entraram as leituras rápidas e superficiais consubstanciadas nas consultas *online*. Nos últimos dez anos mudou o quanto se lê, como, o que e por que se lê, em uma cadeia digital que conecta *links* entre si e cobra tributo altíssimo, pois o conhecimento de fundo e a argumentação reduziu-se enormemente. MARYANNE WOLF, estudiosa dos cérebros no mundo digital, é categórica ao afirmar que a "leitura digital acabará por desembocar em textos menos bem construídos e fundamentados de maneira menos convincente, escritos por pensadores ligeiros e superficiais, tanto na leitura quanto na escrita".[4]

Esta é a realidade da Psiquiatria do século XXI, conectada na CID e no DSM, na superficialidade das consultas, levando os psiquiatras a ser consumidores de banda larga, em vez de livros clássicos (ver capítulo 17).

Para dar ideia do nível a que se chegou, de substituição de tratados de Psiquiatria por padrões da CID e DSM, com base nesses critérios, em 2016 "aprimoraram" um programa de computador, anunciado em revista internacional (*NATURE*), em que os "cientistas" utilizam um aplicativo capaz de diagnosticar "o estado de humor de pacientes com transtorno bipolar integrando características de voz (velocidade e entonação), dados comportamentais (número de telefonemas ou mensagens por dia) e questões de autoavaliação

---

[4] WOLF, M. *O cérebro no mundo digital*. São Paulo: Contexto, 2019. p. 110.

(feitas no próprio telefone)".⁵ Isso não é bom, aliás, é péssimo, pois, além de faltarem critérios psicopatológicos bem delimitados para estabelecer o correto diagnóstico, também carece da solidariedade incondicional do médico ao paciente, que se exercita na ciência-arte (seja qual seja a especialidade) e no "limite da paixão, entendida como um contínuo e inesgotável exercício de afeto, solidariedade, de empatia e compaixão", nas palavras do professor de Medicina JOSÉ CAMARGO.

Em suma, quanto mais se usa a CID e o DSM, mais se recorre à Psiquiatria virtual, menos se leem livros clássicos, consequentemente o psiquiatra emparvoece e o paciente sofre as consequências. É a decadência da Psiquiatria.

---

⁵ BARROS, D. *O Estado de S. Paulo*, 17 out. 2019.

CAPÍTULO 15

A DESTRUIÇÃO DE ÍCONES

Quando se deseja acabar com uma cultura para em seu lugar implantar outra, é fundamental destruir os seus ícones, termo que deriva do grego *eikon*, imagem, ou seja, aquilo que representa algo de importante. Iconoclastia (*klastein*) é a destruição deles.

A Psiquiatria do século XXI é iconoclasta e destruiu vários ícones, dois imensos: a epilepsia e a histeria, as quais não existem, quer na CID-11, quer no DSM-V, as duas "bíblias" dos neopsiquiatras. Não há uma só linha ou citação (que fosse ao menos comparativa) desses nomes em seus conteúdos. Nem constam do índice remissivo. Nada.

Também sumiram das publicações ditas científicas, revistas e artigos, de modo especial as que rezam pela cartilha da cultura norte-americana.

A desaparição mostra que algo de muito grave está a acontecer.

15.1 Epilepsia

A epilepsia é conhecida desde quando o homem passou a utilizar esse nome ao deparar-se pela primeira vez com um alienado mental. Estranho que era, para explicar o que via, pensou na loucura como possessão demoníaca, donde o nome *epí*, o que está acima, *lepsis*, abater. *Epilepsis*: o diabo vinha por cima e abatia o indivíduo. Havia três tipos de epilépticos: os que sofriam possessão demoníaca completa (epilepsia neurológica); os que padeciam de possessão demoníaca incompleta (epilepsia psicótica); e os que faziam pacto com o diabo, homem ruim, mau caráter (epilepsia condutopática).

Com o passar das centúrias esse mal sagrado, mal demoníaco, mal lunático (sinônimos de epilepsia) foi sendo cada vez mais estudado e desvendado. Quando chegou o século XVII, com BOERHAAVE, implantou-se a concepção de que era um transtorno médico multiforme, o mais polimorfo de todos: *tam multiplex et tam varius in diversi ut nulus alius morbus sit tam polymorphus.*[1]

Outras centúrias vieram e no século XIX, principalmente na segunda metade, deram-se as descrições extraordinárias sobre o milenar mal, e aí desenvolveu-se brilhantemente o conceito de epilepsia psíquica, tão bem descrita por todos aqueles que se dedicaram em profundidade aos mistérios da mente humana, a ponto de se dizer que não existe nenhum grande nome da Psiquiatria da época que a ela não tenha se referido minudentemente.

Veio o século XX e o velho mal sagrado foi finalmente desvendado em todos os seus aspectos, com a descrição

---

[1] PALOMBA, G. A. *Tratado de psiquiatria forense civil e penal*. São Paulo: Atheneu, 2003. p. 420.

(descoberta) do cérebro epiléptico, "inconsciente neural" de seu polimorfismo sintomatológico, que resultou em classificações com rigor taxonômico.

Diga-se de caminho que a Psiquiatria Forense foi uma das áreas que mais contribuíram para o estudo e o conhecimento da epilepsia. Desde o final do século XIX e o século XX inteiro, são os psiquiatras forenses que descrevem alguns tipos de comportamento, condutopatias próprias dos epilépticos, seus atos e modos de agir patológicos, suas características, tudo supeditado no palpável, visível a olho nu, cérebro epiléptico.

Além disso, as manifestações clínico-comportamentais desse mal, extraordinariamente ricas em psicopatologia, permitiram compreender fenomenologicamente ações delituosas e daí nasceram descrições importantes das peculiaridades dos crimes violentos praticados por epilépticos. Se presentes, é como se fosse "marca registrada", sinal quase que patognomônico a indicar que ali há epilepsia. Embora não seja o objetivo deste livro descrevê-las, apenas para não deixar *in albus* tão importante assunto, aí vão os nove característicos propostos por PALOMBA, os quais, se for delito praticado por epiléptico, no mínimo seis estão presentes: "1) ausência de motivos plausíveis; 2) ausência de premeditação; 3) instantaneidade da ação; 4) ferocidade na execução; 5) multiplicidade de golpes; 6) ausência de dissimulação; 7) ausência de remorso; 8) ausência de cúmplice; 9) amnésia ou reminiscências mnêmicas confusas sobre o crime"[2].

Esse mais antigo mal da humanidade, aliás, pré-humano, considerando que animais o apresentam, é um dos únicos

---

[2] PALOMBA, G. A. *Tratado de psiquiatria forense civil e penal*, cit., p. 441.

que na história não mudaram de nome, além der ser o mais estudado, descrito e conhecido dos males do homem, até o início do século XXI, quando, surpreendentemente, desapareceu por completo da Psiquiatria do mundo ocidental, estando hoje restrito à Neurologia. Voltou a ser hoje apenas manifestações neurológicas, motoras, suportadas por uma doutrina incompreensível, malfeita e errada. Se a epilepsia subexiste na Neurologia, morta está na Psiquiatria.

O que se deu com a epilepsia no século XXI foi uma regressão ao passado pré-Boerhaave, em cuja época era parcamente conhecida, ainda envolta em pensamentos estreitos, que não via a possibilidade de o mal se manifestar tão somente de forma mental. As delicadas descrições de epilepsia psíquica, que viriam a ser descobertas no século XIX, objeto de meticuloso estudo de grandes pensadores plurais – MOREL, BILLOD, HERPIN, DELTEIL, ESQUIROL, FALRET, LEGRAND DU SAULLE, entre inúmeras outras glórias do saber –, concepções plenamente consolidadas no século XX, cujos mestres, praticamente sem exceção, dedicaram à epilepsia psíquica capítulos em seus longos tratados. Tudo isso, no século XXI, foi simplesmente ignorado, enterrado, apagado como se a epilepsia psiquiátrica descrita por aqueles gigantes simplesmente não existisse.

Esse fato, mais do que o símbolo da decadência da Psiquiatria contemporânea, mostra a inscícia de uma geração de psiquiatras.

15.2 Histeria

É impressionante o transtorno cultural que os catálogos de doenças mentais causam à memória histórica, à psicopatologia e à ciência psicológica-psiquiátrica. Sim, estamos mais uma vez nos referindo à Classificação Internacional de Doenças (CID) e ao seu arremedo americano, Manual Diagnóstico e Estatístico de Transtornos Mentais (DSM), praticamente hoje universalizados, que se tornaram, como já dito, as "bíblias" da Psiquiatria-Psicologia. Esses catálogos impõem-nos termos impróprios às regras da taxonomia, bem como atropelam os mais comezinhos conceitos da psicopatologia e, além disso, já implodiram a história (ironicamente, por isso, nela entrarão). Fazem lembrar aqueles bárbaros radicais terroristas do Oriente Médio que dinamitaram os milenares templos profanos e sagrados da cidade de Palmira, em nome de algum bem maior, para eles.

A CID e o DSM procederam da mesma forma em relação à histeria. Os alunos e os profissionais mais novos talvez nunca ouviram essa palavra, embora represente uma das mais velhas perturbações da saúde mental conhecidas do homem, cujo nome vem de *hystera*, útero, porque no velho Egito, passando por HIPÓCRATES e por GALILEU, chegando à Idade Média, pensava-se que era mal que acometia tão somente as mulheres. Foi SYDEHAM (1624-1689) quem descreveu com sutileza as suas manifestações clínicas, além de ter afirmado que pode afetar também os homens, pois a patologia não está na dependência do útero. E foi no século XIX que a histeria teve grande impulso científico, a começar com JEAN CHARCOT (1825-1893) e a escola de Salpêtrière, sem esquecer, é claro, de SIGMUND FREUD (1856-1939), o Pai da Psicanálise, que baseou as suas primeiras obras justamente na histeria.

Depois vieram muitos outros grandes, os quais não serão aqui citados pois, a rigor, não existe escritor de nomeada que não abordou o milenar mal, suas manifestações, formas clínicas, métodos de tratamento etc.

Mas, como dito no início, nos atuais CID e DSM, não se lê uma linha sobre histeria.

Porém, como é impossível não existir na prática clínica manifestações histéricas, o que fizeram foi rebatizar algumas de suas características, renomeando a patologia como "transtorno disruptivo" (DSM-V) e "transtorno dissociativo" (CID-11).

Por que não manter o milenar termo? Dizem os seus detratores que o nome provoca preconceito e estigma, pois é visto como fingimento do paciente, o que, obviamente, não passa de mais uma estultícia nos anódinos dias atuais.

É o triunfo da antipsiquiatria contemporânea (não aquele movimento romântico dos anos 1980) e a decadência da Psiquiatria, cuja nomenclatura tradicional, consagrada em centúrias, não interessa àqueles grandes catálogos iconoclastas, cujo objetivo precípuo é aumentar o número de pessoas com diagnósticos psiquiátricos e, por consequência, incrementar prescrições de remédios. Histeria, como foi concebida e estudada na origem, sinteticamente é fruto de instabilidade emocional e lembranças reprimidas sobre uma base predisposta, que pode ser tratada por psicoterapia, a qual possibilita à pessoa entender os próprios sentimentos e simbologias, além de abrir os horizontes para que compreenda as suas manifestações patológicas, de modo coordenado e correto, sem atulhar de psicofármacos, que não solucionam nada, pois nada ensinam.

Porém, não é só destruição de ícones a que hodiernamente se assiste. Sobre as ruínas constroem-se "novas" entidades clínicas, melhor dizendo, os transtornos mentais são modificados e alargados os seus quadros clínicos para mais pessoas caberem no diagnóstico. Além disso, criam-se certos "distúrbios mentais" que não existem a não ser na ideia de quem os quer implantar, visando, sempre, direta ou indiretamente, mais diagnósticos, mais prescrições e, naturalmente, mais vendas, como se verá no próximo capítulo.

CAPÍTULO 16

A CONSTRUÇÃO DEFORMADA DE "DOENÇAS"

Neste livro foram várias vezes citados alguns transtornos mentais, dando-os como problemáticos tecnicamente e comprometidos com a decadência da Psiquiatria. Dessa maneira, é preciso mostrar as entranhas de alguns, escancarando as suas deformidades conceituais.

A bem ver, da longa lista de distúrbios mentais expostos na CID-11 e no DSM-V, a maioria não resiste em seus fundamentos se analisados à luz da ciência, concebida com solidez por métodos seguros, pré-decadência. Trata-se da psicopatologia, conhecimento técnico cujo modelo é superior a todos os outros que porventura se queira aplicar, pois a norma que emprega para caracterizar o normal e o patológico é universal, portanto pode ser aplicado em qualquer lugar do mundo.

À guisa de ilustração, recorde-se que o critério estatístico não serve, pois a norma é a maioria considerada, que não se presta à Psiquiatria. Por exemplo, o gênio e o retardado mental, ambos são anormais, enquanto, tecnicamente, patológico é só o segundo. Outro: em um grupo de criminosos de todo o gênero, um indivíduo honesto é anormal, o que é um contrassenso.

O critério social também é ruim pois a norma não é universal. Em outras palavras, o que seria normal no Brasil não serve de regra a ser aplicada na Escócia: por exemplo, aqui não se usa *kilt* como lá. Na Europa não se comem cachorros, como em alguns países asiáticos, nem na América são usuais o *xador*, a *burqa* e o *icharb*, quase obrigatórios nos países adeptos da religião islâmica. Assim, não é possível, pelo critério social, chantar a normalidade mental humana.

Há, a rigor, uma só maneira segura de fazê-lo, que é aplicar a norma válida para todas as especialidades médicas. Qual seja: *ausência de patologia.*

Em outras palavras, normal mentalmente é o que não apresenta psicopatologia, da mesma forma que coração normal é o que não manifesta cardiopatia. Neste caso, as bulhas estão rítmicas e normofonéticas. Naquele, o psiquismo não alucina, não delira, está fluindo com humor eutímico, bem como com afetividade presente, memória íntegra etc.

Assim, a base de tudo é a patologia, "fita métrica" que vai medir o tamanho do distúrbio, e isso vale para qualquer área da Medicina. No caso da Psiquiatria, é a psicopatologia.

Porém, nos tempos atuais não existe mais esse *metron*, que foi substituído, como visto nos capítulos precedentes, pelos infantis protocolos e instrumentos, amparados pelos grandes catálogos de classificação das doenças mentais, CID e DSM, resultando em várias entidades clínicas, arrombadas em seus critérios, podendo-se dizer que, de tão deformadas que ficaram, algumas mudaram completamente de natureza, até de nome, como se fossem manifestações completamente diferentes das que foram descritas por seus descobridores. E, como tal introdução se deveu a interesses comerciais para aumentar as prescrições e consequentemente a venda de remédios, foram também criados novos "distúrbios mentais" que praticamente todos os seres humanos ocidentais poderiam ser enquadrados e catalogados em um desses dominantes esquemas de classificação citados. Pelo DSM-V, basta o indivíduo ser fumante e terá um lugar para ser encaixado (Transtornos Reservados ao Tabaco), com "critérios diagnósticos, marcadores diagnósticos, características associadas que apoiam o diagnóstico" etc.[1]

Na CID-11, outro tanto, estando a dependência à nicotina no 6C4A, cujas disposições são semelhantes às do DSM.

Nessa ordem de ideias, pessoas absolutamente normais mentalmente poderiam ser carimbadas com um número qualquer desses critérios utilizados hodiernamente em Psiquiatria.

O maior problema é que vários distúrbios mentais foram simplesmente modificados e torcidos para que as novas balizas possam abranger mais pessoas, a fim de aumentar a quantidade de "doentes" e, obviamente, incrementar as receitas e as vendas de remédios.

Citem-se três males veros representantes da Psiquiatria decadente do século XXI: Transtorno Bipolar, Doença de Alzheimer e Transtorno do Déficit de Atenção e Hiperatividade.

---

[1] AMERICAN PSYCHIATRIC ASSOCIATION. *Manual Diagnóstico Estatístico de Transtornos Mentais (DSM-5)*. São Paulo: Artmed, 2014. p. 874-875.

16.1 Transtorno Bipolar

Transtorno afetivo bipolar, desordem bipolar, vem originariamente da psicose maníaco-depressiva (PMD), doença mental cujo distúrbio primário está no humor, e situa-se entre as mais velhas conhecidas do homem. Consta do *Corpus Hipocraticum*, no qual era denominada melancolia e creditada ao acúmulo da bílis preta. O nome melancolia perdura até os nossos dias, consagrado pelo uso popular, e serve para exprimir um estado de tristeza. Ainda na antiguidade, falaram da melancolia GALILEU, AURELIANUS (que não distinguia a melancolia da hipocondria), MICHAELIS DE HÉRIDA, FORESTUS, ARETEU DA CAPADÓCIA, e é no século XVII que aparece o rumoroso livro de ROBERT BURTON, *The anatomy of melancholy* (1621), em cuja obra admite que tanto a melancolia quanto a mania são próprias aos predispostos de nascença. Na mesma época PAULO ZACCHIA trata do tema distinguindo entre o *furentibus*, o *maniacis* e o *melancholicis* (1625); FREDERIC HOFFMANN (1660-1742) e BOERHAAVE (1668-1738) viam a melancolia como o primeiro degrau da mania. Somente no dealvar da Psiquiatria moderna é que nasceram outros nomes sobre esse mesmo mal. JEAN PIERRE FALRET (1794-1870) escreveu *De la folie circulaire*; BAILLARGER (1809-1890), mais tarde, chamá-la-ia *folie a double forme* (1854). RUSH (1812) usou a palavra *tristemania*; LOUYER-VILLERMAY (1816) e M. DUBOIS D'AMIENS (1837) continuaram usando o nome melancolia. Para o estado de exaltação, RUSH (1812) usou o nome *amenomania*, que para ele era uma *melancolia alegre*; ESQUIROL (1838) chamou o estado de exaltação de *monomania sem delírio* (o termo "monomania" consta no *Dictionaire de L'Académie Française*, edição de 1835), e de *lypemania* (*lype*, triste), termo usado para o estado de melancolia; para PINEL (1745-1826), o que mais se aproxima dos quadros maníacos atuais, embora haja significativas diferenças, é o *manie raissonant*.

Porém, todos esses autores tomavam a mania e a melancolia como se fossem duas entidades clínicas separadas, independentes nosologicamente. Foi, pois, em 1899, com EMIL KRAEPELIN (1856-1926), na 6ª edição de seu *Tratado de psiquiatria*, que se deu a fusão da mania e da depressão em um só quadro sintomatológico, criando-se assim um novo conceito unitário da doença, ou seja, mania e depressão passam a ser aspectos opostos mas essencialmente interdependentes de uma mesma doença mental, a qual denominou *loucura maníaco-depressiva*, em cuja doença o sofredor poderia alternar estados de mania com depressão e, ao termo de cada episódio, recuperar-se psiquicamente.

Em torno da psicose maníaco-depressiva, em todo o século XX, foram se agrupando muitas variantes com distúrbios periódicos que continham apenas manifestações depressivas ou maníacas, com intervalos de lucidez longos ou curtos, que foram recebendo nomes correlatos, tais como: *crises depressivas, hipomaníacas, ciclotímicas, temperamentos cicloides* etc., e no século XXI, com a dominância dos grandes sistemas internacionais de classificação, multiplicou-se enormemente o número de nomes, esfacelando o seu original conceito de milenar base.

Para dar ideia do estado em que se encontram os distúrbios do humor, no DSM-V há desde transtorno bipolar tipo 1, que compreende 17 possibilidades, até transtorno bipolar tipo 2, com mais oito subtipos. Além disso, aparecem nomes novos, como "transtornos disruptivos da regulação do humor", com 17 subtipos; outros ainda: "transtorno depressivo persistente, transtorno disfórico pré-menstrual" e por aí vai. Na CID-11 é pior, pois tem cerca de 70 tipos, o que mostra a total ausência de critério taxonômico (o qual, para ser útil e bom, tem que ser sintético, em detrimento de visão analítica dispersiva). Nunca é demais lembrar que esse alargamento diagnóstico interessa sobremaneira às indústrias farmacêuticas, pois abrange, praticamente, qualquer ser humano, do mais doente endógeno do humor – que na antiga classificação dos verdadeiros mestres do saber psiquiátrico corresponderia à psicose maníaco-depressiva, doença grave – até o psiquicamente normal, que apresenta tristeza exógena, reativa e passageira, e não mereceria qualquer diagnóstico e muito menos ser enquadrado como doente mental. Antes havia critérios terapêuticos condizentes e adequados à situação da doença e gravidade, não o uso indiscriminado de fármacos antidepressivos, como se faz no século XXI.

A criação de novas entidades clínicas tomando por base as manifestações do humor teve o seu impulso vertiginoso a partir do início do século XXI, quando se procurou impingir na mentalidade dos médicos (e da população) que uma quantidade enorme de indivíduos sofria de psicose maníaco-depressiva, desdobrada em tipos e subtipos. Para tanto, as farmacêuticas não tiveram dificuldade de exibir estatísticas, "estudos científicos", para comprovar que uma parcela significativa da população padecia de tal doença mental. Assim, apareceram pérolas como esta: "6,4% dos indivíduos de toda a população dos Estados Unidos podem apresentar transtorno bipolar (...) Em nosso meio, analisando os dados populacionais do Estudo de Capacitação de São Paulo, com critério da significância clínica, em 2004, encontrou-se uma prevalência de 8,4% de transtorno bipolar, reforçando as evidências relatadas anteriormente".[2] Isso é um verdadeiro acinte às pessoas de cautela, por inúmeros motivos, mas principalmente porque é impossível em uma população do tamanho da brasileira ou da que habita o Estado de São Paulo ou ainda de qualquer outra cidade populosa, altamente polimorfa, colher-se dados "de significância clínica da doença bipolar", com um mínimo de precisão, isenção e credibilidade.

E mais que isso: não foram declinadas as bases usadas nessa criticada "pesquisa" sobre o que é de fato transtorno bipolar e quais os critérios psicopatológicos utilizados para caracterizar o distúrbio mental.

É exatamente aí que entra grande parte do efeito deformador pelo qual passa a verdadeira psicose maníaco-depressiva: lasseamento escancarado de critérios, propostos para muitas pessoas neles se encaixarem, a render estatísticas no mínimo suspeitas, que são encapadas com o manto de "dados científicos", a soar como se fossem "resultados precisos", para, ao cabo, vender remédios e enganar inocentes.

O diagnóstico de "bipolar" talvez seja o mais banalizado da história da Psiquiatria, que passou – via *marketing* e profissionais que obedecem incondicionalmente a seus patrocinadores – de psicose maníaco-depressiva, doença mental rara, para "espectro bipolar", no qual se assiste de crianças a idosos nele inseridos a tomar antidepressivos iguais e na mesma posologia.

É mais um exemplo da decadência da Psiquiatria.

---

[2] MORENO, A. M.; MORENO, D. H. *Da psicose maníaco-depressiva ao espectro bipolar.* São Paulo: Farma Editora, 2005. p. 58-59.

16.2 Doença de Alzheimer

A doença de Alzheimer, no século XXI, tornou-se um nome que se aplica aos idosos com memória fraca. Bastam lapsos mnêmicos e ter mais de 65 anos de idade que mesmo a pessoa sadia está arriscada a receber o diagnóstico. Normalmente, em vez de "doença", tem-se usado termo mais grave: "demência", e, se o idoso apresentar sintomas pouco proeminentes, usa-se, para abrandar, "demência de Alzheimer, leve". Isso é mais um grande símbolo da decadência da Psiquiatria contemporânea, pois doença de Alzheimer originariamente é pré-senil e não existe "demência leve" (ver adiante).

Com efeito, ALOIS ALZHEIMER, em 1906/1907, descreveu o mal que levaria o seu nome partindo do caso clínico de AUGUSTA D., paciente de 50 anos internada no Hospital Psiquiátrico de Frankfurt. A internada apresentava quadro clínico semelhante ao dos idosos com arteriosclerose cerebral, embora não fosse idosa.

Quando AUGUSTA D. morreu (um ano depois), o Mestre alemão, estudando o seu cérebro, viu "uma espécie de ovinhos nos axônios, e uma substância estranha nos neurônios mortos".[3] Essas anomalias até então nunca haviam sido descritas e em 4 de novembro de 1906 ALZHEIMER apresentou suas conclusões a uma associação regional de psiquiatras alemães, e, no ano seguinte, as publicou na famosa revista *Allgemaine Zeitschrift für Psychiatrie und Psychish-Gerichtliche Medizin*, "Sobre uma peculiar enfermidade do córtex cerebral".[4]

---

[3] MALDONADO, R. G. *El extraño caso del Dr. Alzheimer*. Granada: Editorial Universitario, 2000. p. 14.

[4] ALZHEIMER, Alois. Über eine eigenartige Erkrankung der Hirnrinde. *Allgemaine Zeitschrift für Psychiatrie und Psychish-Gerichtliche*

A CONSTRUÇÃO DEFORMADA DE "DOENÇAS"

Dessa maneira nasceu o conceito de *doenças pré-senis* ou *doenças na idade madura*, que são aquelas que acometem o indivíduo na faixa etária dos 45 aos 60 anos, pouco mais ou menos. São degenerativas do sistema nervoso, primárias, terminam em demência e levam o nome dos que as descreveram. São as seguintes: *enfermidade de Alzheimer*, de *Pick*, de *Creutzfeldt-Jakob* e de *Huntington*.

O conceito de doenças pré-senis, a bem ver, foi introduzido, ainda de modo impreciso, por BINSWANGER (1898) e por KRAEPELIN (1909). Esse último acreditava que eram formas graves e precoces das doenças senis.

Hodiernamente se tem atribuído o diagnóstico de doença de Alzheimer a quem dela não padece. O problema é que certos especialistas, quando estão se avindo com pessoa de idade avançada com manifestações psicopatológicas, costumam dizer que é mal de Alzheimer, como se isso fosse a regra, não a exceção. Essa deformidade conceitual teve origem no final dos anos 70, nos Estados Unidos, quando, corretamente, fizeram o diagnóstico de Alzheimer em Rita Hayworth, famosa atriz do cinema. A partir daí, qualquer manifestação psicopatológica na velhice virou mal de Alzheimer. Assim, vários astros do cinema e da mídia passaram a sofrer da dita doença, por exemplo, Ronald Reagan, Boris Yeltsin, Frank Sinatra... e até Mohamed Ali e Sugar Ray Robinson. A rigor, padeciam de demência senil, alcoolismo crônico, arteriosclerose cerebral, multitraumatismos craniencefálicos (os dois últimos), e não mal de Alzheimer. Hoje em dia esse termo vulgarizou-se de tal maneira que aparece em novelas e

---

Medizin, n. 64, p. 146-148, 1907. (Tradução para o inglês: WILKINS, R. H. Brody, I. A. *Arch. Neurol.*, n. 21, p. 109-110, 1969.)

seriados de televisão, cinema, na fala de pessoas completamente leigas e tem o beneplácito dos doutores simpatizantes da doutrina americana.

A bem ver, essa deformidade conceitual vigora a toda a força desde o início do século XXI. Uma revista da época publicou que "doença de Alzheimer já acomete 15% da população com mais de 65 anos e é, nos países desenvolvidos, a terceira causa de morte, perdendo apenas para as doenças cardiovasculares e para o câncer".[5] Essa modificação do conceito da doença, em parte, se deve à ausência da realização do diagnóstico diferencial com as outras inúmeras manifestações mórbidas nessa faixa etária, além do lasseamento extraordinário dos critérios que caracterizam a moléstia, a misturar o fisiológico, próprio da idade, com o patológico.

A proliferação desse diagnóstico motivou a criação de entidades associativas que reúnem, indiscriminadamente, as várias patologias da velhice sob o nome de Alzheimer, como a ABRAz, Associação Brasileira de Alzheimer, que trabalha sem fins lucrativos, em favor do público idoso, embora muito provavelmente a maioria dos atendidos não seja portadora da verdadeira enfermidade.

Mal de Alzheimer não é doença da velhice, mas pré-senil, embora possa ocorrer na senilidade. O quadro clínico é característico e há como diferenciá-lo das outras patologias semelhantes.

O início, como dito, quase sempre está entre os 45 e os 60 anos, é abrupto e progressivo. O paciente passa a fazer coisas que não fazia, às vezes em franco contraste com a sua vida pregressa – por exemplo, uma pessoa ordeira torna tudo

---

[5] *Revista Clínica*, Universidade de São Paulo, v. 31, n. 1, 2004. p. 20.

em desordem; se antes era bem-vestida e polida, passa a andar desabotoada e descuidada; antes recatada, depois não. A memória dá logo o seu sinal de falência, às vezes o paciente se perde perto de casa, desorienta-se no tempo e no espaço e começa a praticar atos que chamam a atenção dos que com ele convivem, como arrumar e desarrumar a cama, cantar sempre uma mesma canção ou repetir a mesma história, guardar papéis em gavetas, abrir e fechar janelas e portas, em conduta estereotipada, vã, repetitiva.

O fato de a verdadeira doença de Alzheimer se manifestar clinicamente como se fosse um mal semelhante a tantos outros que eclodem na velhice levou à degeneração nosológica. As implicações desse erro são óbvias, pois o tratamento e o prognóstico diferem em tudo.

Comparando, por exemplo, dois pacientes de 70 anos, um com verdadeira doença de Alzheimer; outro, com arteriosclerose cerebral, ambos irão apresentar quadro clínico semelhante. Porém, são totalmente diversos quanto à causa: no mal de Alzheimer os neurônios fenecem primariamente, como se fossem vítimas de envenenamento. Já na arteriosclerose cerebral, a morte neuronal é secundária, pois, havendo estreitamento dos vasos sanguíneos, as células cerebrais não recebem alimentação e morrem.

Isso tem várias implicações. A primeira é o mal de Alzheimer ser muito mais violento, leva à degringolação psíquica de modo rápido. A demência sobrevém em poucos anos. Na outra moléstia, a marcha evolutiva é muito mais lenta, ou seja, incapacita aos poucos. Dessa forma, o tratamento é diverso, pois, se na primeira a perda de neurônio é por "envenenamento" e na segunda por "falta de alimentação", é claro que o que serve para uma não funciona para a outra.

Porém, o fato de se ter popularizado o nome "doença de Alzheimer" resultou em grande proliferação de remédios para prevenir os seus efeitos, seja Alzheimer verdadeiro, seja qualquer outro dos inúmeros males de origem diferente que eclodem na velhice e acabam recebendo o mesmo nome.

Já no final da primeira década do século XXI, CAROL SONENREICH e GIORDANO ESTEVÃO, para caracterizar esse fato, usaram a feliz expressão "alzheimerização", pois notaram que "a divisão entre senil e pré-senil é negligenciada ultimamente".[6]

Provavelmente para o *marketing*, Alzheimer tem maior apelo comercial do que uma simples artéria que esclerosou.

Na mesma cantiga, mais recentemente surgiu outra deformidade de conceito: em vez de "doença de Alzheimer", "demência de Alzheimer". Provavelmente aqui também entra o *marketing*, considerando que soa muito mais icástico "demência" do que "doença".

Nesse passo, é preciso recordar que, taxonomicamente, o termo demência refere-se a: *de*, negação; *mentis*, mente; *dementia*, o que não tem mente, ou o que apresenta total esfacelo caótico do psiquismo. Ou seja, se tais circunstâncias não forem expressamente observadas, demente não é. O nome tem implicações não apenas semânticas, mas também doutrinárias.

Porém, a Psiquiatria do século XXI alargou sobremaneira o conceito de demência ao criar a "demência leve", que

---

[6] SONENREICH, C.; ESTEVÃO, G. *O que psiquiatras fazem*. São Paulo: Lemos, 2007. p. 185.

seria aplicada, por exemplo, ao paciente com distúrbios de memória, que conta a mesma história várias vezes, que já não apresenta a agilidade de antes mas, por outro lado, é afetivo e capaz de interagir com terceiros, mantém orientação quanto a si mesmo e ainda apresenta uma certa autonomia. Ou seja, a rigor, esse paciente não é demente, pois não está em estado de ausência total de mente nem apresenta esfacelo dela. Diante disso, ignorando todos os princípios básicos da ciência das classificações e da história da Psiquiatria, cunharam a bizarra "demência leve", que passa a ser outro símbolo bem-acabado da decadência da Psiquiatria. Ora, não existe "demência leve", tal qual mulher "meio grávida", "levemente grávida". Aqui não se trata de quantidade, mas de qualidade.

Obviamente que "demência leve", lapsos mnêmicos, defeitos fisiológicos próprios da idade avançada, diagnósticos precipitados, confusão desbragada de outros quadros clínicos como se tudo fosse doença de Alzheimer, levaram as indústrias farmacêuticas a explorar esse imenso filão da idade avançada.

Dessarte, tem-se que, apenas no Brasil, segundo a Organização Mundial de Saúde e o Ministério da Saúde, 11,5% das pessoas sofrem de doença de Alzheimer.[7]

Recorde-se um fato deveras interessante: em 2015 o *The Washington Post* denunciou escândalo da indústria farmacêutica sobre o laboratório Pfizer, que teria descoberto uma medicação que poderia reduzir o risco em 64% de uma

---

[7] Disponível em: https://bvsms.saude.gov.br/bvs/publicacoes/guia_pratico_cuidador.pdf. Acesso em: 21 jan. 2020.

pessoa contrair doenças senis (chamadas genericamente de Alzheimer) e escondeu a informação, pois, segundo a farmacêutica, não daria lucro, considerando que a mesma droga já era usada como anti-inflamatório e a sua patente expirara. Sendo assim, qualquer empresa poderia lucrar com a descoberta e não somente aquela.

Nesse conjunto de ideias, observe-se que a indústria farmacêutica mundial é o ramo de negócios que movimenta mais de um trilhão de dólares anualmente. Em 2016, nos Estados Unidos, de acordo com a revista *FORBES* (dados de consultoria Facset), a "saúde" manteve o posto de indústria mais rentável entre todas as outras, com 21% de lucro, acima dos serviços de tecnologia (17,2%) e de finanças (17,1%). E a indústria farmacêutica ainda fica à frente das demais áreas da saúde (30% de lucro no setor de genéricos, 25,5% de lucro no de medicamentos de marca), muito acima dos setores hospitalares, ambulatoriais etc.

Aqui no Brasil, já em 2014, atingiu pela primeira vez a marca de 51% do faturamento do mercado nacional; em 2016 representou 85 bilhões de reais na balança comercial e o oitavo maior do mundo. Segundo a INTERFARMA, estima-se que em 2021 o mercado brasileiro seja o quinto maior do mundo.[8]

Em suma, atualmente se propaga aos quatro ventos que a porcentagem de idosos com diagnóstico de "doença de Alzheimer" é muito grande, e isso pressupõe as estatísticas altamente positivas de pessoas que compram remédios psiquiátricos em face dessa mentira pseudocientífica.

---

[8] Disponível em: https://bvsms.saude.gov.br/bvs/publicacoes/guia_pratico_cuidados.pdf. Acesso em: 23 jan. 2020.

16.3 Transtorno do Déficit de Atenção e Hiperatividade

O nome Transtorno do Déficit de Atenção e Hiperatividade (TDAH) foi criado pela Associação Americana de Psiquiatria, em 1994, e utilizado no DSM-IV, bem como na CID-11 (sob o nome Desordem do Déficit da Atenção e Hiperatividade, código 6A05).

Diz respeito às crianças. Está em pleno vigor e representa um dos maiores ataques aos diagnósticos consagrados pela Psiquiatria clássica, cuja agressão consubstancia-se no enorme alargamento de padrões, o qual permite encaixar praticamente todas as crianças normais como portadoras de tal anormalidade.

O atual critério que da base e permite caracterizar TDAH em uma criança, consoante o DSM-V, é o comezinho seguinte: "não prestar atenção a detalhes", "não escutar quando o outro fala", "ter dificuldade para organizar tarefas", "frequentemente perder coisas", "mostrar-se facilmente distraído", "falar demais", "responder antes de a pergunta ser concluída", "interromper as pessoas" e outros de igual jaez.

Essa lassidão de critérios chega ao extremo quando permite que se dê o diagnóstico até mesmo na ausência desses comportamentos que diz que seriam necessários para caracterizar o transtorno. Ou seja, uma criança absolutamente normal, sadia, pode ser rotulada com TDAH, sempre segundo os padrões propostos no DSM-V: "Sinais do transtorno podem ser mínimos ou ausentes quando o indivíduo está sob supervisão, está em situação nova, está envolvido em atividades especialmente interessantes, recebe estímulos externos consistentes (por exemplo, através de telas eletrônicas) ou está interagindo em situações individualizadas".[9]

O pior é que não para aí, considerando que se criou outro "transtorno mental" assemelhado, cujo nome já mostra a bizarria de que se fala: Transtorno Opositivo Desafiador, uma espécie de TDAH, caso a criança ostente comportamento de oposição ao pai, à mãe, ao professor etc.

A droga de eleição para essas "doenças mentais" é o Metilfenidato, nome comercial, Ritalina, cujo uso no Brasil tem impressionante curva ascendente, segundo a Agência Nacional de Vigilância Sanitária. De 2004 a 2013 cresceu 775%. Hoje é o país segundo colocado no mundo (primeiro Estados Unidos) em venda da Ritalina.

Esse remédio é um estimulante estruturalmente relacionado às Anfetaminas, que deveria ser usado somente no caso clínico verdadeiro, cujos critérios para caracterizá-lo é rígido se for pelos métodos tradicionais.

O TDAH é uma corruptela do conceito bem elaborado de Lesão Cerebral Mínima (1940), que, por ausência (à época, hoje não mais) de demonstração, em todos os casos, de uma lesão cerebral evidente, passou a se chamar Disfunção Cerebral Mínima (1960). Essa síndrome foi consagrada na Psiquiatria clássica, que a definiu de forma minudente, além de explicitar por quais motivos indicam-se estimulantes para uma criança que tem hiperatividade e não um calmante, como a princípio pareceria lógico.

---

[9] AMERICAN PSYCHIATRIC ASSOCIATION. *Manual Diagnóstico Estatístico de Transtornos Mentais (DSM-5)*, cit., p. 61.

Chama-se efeito pseudoparadoxal. Pseudo porque seria um estimulante que acalma, mas não é. Trata-se, sim, de estimular o córtex, onde estão o pensamento, a crítica, o controle emocional, para que este iniba o subcórtex, no qual moram os instintos, os impulsos, a parte mais primitiva do psiquismo, a qual, livre, causa a hiperatividade, a desatenção etc. Ou seja, o córtex estimulado irá inibir as manifestações do subcórtex.

Claro que, por ser um problema orgânico, cerebral (donde o nome Disfunção Cerebral Mínima), há muitas outras ocorrências clínicas que corroboram o diagnóstico correto. Entre elas, os ditos equivalentes comiciais, expostos adiante.

É preciso também lembrar que cérebro infantil está em desenvolvimento e isso tem enormes implicações comportamentais, que podem muito bem desaparecer na adultícia, sozinhas e sem remédios.

O grande problema que a falta de critérios da Psiquiatria do século XXI acarreta é que pelo afrouxamento do diagnóstico dá-se estimulante cerebral a quem dele não precisa e, aí sim, aquele paciente hiperativo torna-se mais hiperativo (não ocorre o efeito desejado), pois a diagnosticada hiperatividade não era uma disfunção cerebral mínima, mas tão somente um comportamento de criança em crescimento e muitas vezes mal-educada pelos pais.

Recorde-se que os efeitos colaterais dessa droga são grandes, desde depressão atípica à dependência química e interferência no crescimento infantil.

Isso fez com que já em março de 2000 a Corte americana recebesse o primeiro processo judicial contra a NOVARTIS, empresa fabricante do medicamento, e também contra a Associação Americana de Psiquiatria, ambas acusadas de orquestrarem uma conspiração midiática acerca de TDAH, a fim de elevar as vendas de Ritalina.

Provavelmente não deu em nada, pois não tardou para que a pletora de defensores se manifestasse favorável à droga. Foram psiquiatras de última geração a falar bem do lasso diagnóstico, baseados, sempre, naqueles critérios comportamentais da CID e do DSM, como se fossem leis a ser seguidas. O correto seria estabelecer o transtorno mental infantil supeditado não somente em comportamentos, mas também no histórico individual do paciente, no exame físico e na anamnese, fatos olvidados naqueles catálogos que se criticam e pelos profissionais que os aceitam.

Com efeito, quando uma criança apresenta constante distraibilidade, impulsividade, irritabilidade, inatividade emocional, defeitos focais de aprendizagem, afasias de desenvolvimento específicos, hiperatividade, uma ou várias dessas manifestações, para ter valor clínico, é preciso que os dados comportamentais partam de alguma disfunção cerebral mínima.

WRIGGLESWORTH, em 1963,[10] fez instrutiva construção detalhada e sistemática da matéria. Os principais títulos são: 1) paralisia cerebral mínima (atáxica); 2) disfunção sensorial mínima (surdez parcial, defeitos visuais periféricos etc.); 3) disfunção perceptiva mínima (nível mais elevado de distúrbios das funções auditivas, visuais, especiais e conexas); 4) disfunção mínima de comportamento (hipercinesia,

---

[10] WRIGGLESWORTH, R. *Minimal cerebral dysfunction*. London: R. C. Mackeith; M. Bax, 1963. p. 723.

hipocinesia perseverativa e flutuante); 5) disfunção mínima de consciência (estados crepusculares, ausências etc.).

Porém, para que o diagnóstico seja estabelecido, o paciente, além de um ou vários desses distúrbios do comportamento, obrigatoriamente tem que apresentar equivalentes comiciais. Estes são resultados do funcionamento cerebral com disritmias subpenetrantes, às vezes impossíveis de serem mensuradas nos exames subsidiários, como o eletroencefalograma, mas sempre presentes no exame clínico percuciente.

São equivalentes comiciais certas manifestações organopsíquicas menores. Os principais são os seguintes: enurese noturna prolongada, pavor noturno, silóquios, solilóquios, sonambulismo, narcolepsia (desejo imperioso de dormir, súbito, e de curta duração, inicialmente descrito por WESTPHAL, FISHER, MENDEL, PUTZEL, BERKAN, *apud* ARDIN-DELTEIL),[11] dor epigástrica, associada a salivação e a movimentos mastigatórios, acessos de palpitação, pseudoasma, náuseas, crises de *déjà vu, déjà vécu, jamais vu*, experiência de estranheza, despersonalização, fluxo incoercível de recordações ou de pensamento interrompido, lembranças coloridas e vivas, tonturas, escurecimento de vista, fosfenos, escotomas cintilantes, epistaxe, vigilambulismo (poreomania), hemicranias, briquismo (*brikos*, ranger dentes), dipsomania, irritabilidade, gliscroidia, instabilidade emocional, explosão de afetividade, emoção vazia, religiosidade desprovida de sentimentos espirituais, amabilidade insossa, polidez exagerada e sentimentalismo patético, solene euforia e profundo desespero, altruísmo ou egoísmo exagerados,

---

[11] ARDIN-DELTEIL, P. *L'épilepsie physique*. Paris: Baillière et Fils, 1898. p. 144.

desejo por comidas exageradamente doces, picantes ou azedas (DUARTE, J. F.), ilusões táteis, olfativas e gustativas, sensações de distorção do tempo, da forma ou do próprio eu, mioclonias, piloereções.

É preciso esclarecer que precisam ser avaliados em face da idade do paciente e lembrar que não é a presença de um equivalente comicial que vai determinar ou apoiar a existência de disfunção cerebral mínima. Há necessidade de que ocorram vários e repetidas vezes, e mesmo assim apenas podem ser valorados se houver aqueles distúrbios do comportamento acima referidos e que se manifestem de modo perseverante.

Vale também relembrar que, via de regra, na anamnese encontram-se com frequência relatos de ataques ao encéfalo do paciente, que podem ter ocorrido em fase intrauterina (viroses materna que atravessam a barreira placentária, traumas intrauterinos etc.) ou perinatais, como distócia no parto, hipóxias ou anóxias, além de infecções, intoxicações e traumatismo de crânio em tenra idade.

O conjunto da história clínica, mais os sinais e os sintomas levam ao diagnóstico correto de Disfunção Cerebral Mínima, que é muito mais raro e restrito do que o TDAH lasseado da CID e do DSM, nos quais tudo cabe.

Se fôssemos levar em consideração essas "pesquisas científicas" que são publicadas e reproduzidas *ad infinitum*, teríamos que "6% da população mundial sofre de TDAH".[12] Ora, se a isso somarmos que "7,1% padece de mal de Alzheimer

---

[12] Disponível em: https://bvsms.saude.gov.br/bvs/publicacoes/guia_pratico_cuidador.pdf. Acesso em: 14 fev. 2020.

na América do Sul"[13] e 6,4% (exposto no item 16.1) apresenta transtorno bipolar, então, somente entre essas três doenças (Alzheimer, bipolar e TDAH), é quase 20% da população brasileira com doenças mentais. Se acrescentássemos outras "pesquisas científicas" que dizem, mais economicamente, que cerca de 3% são esquizofrênicos, 5% alcoolistas crônicos, 7,7% "das pessoas entre 12 e 65 anos já usaram ou usam drogas ilícitas" (maconha, cocaína, *crack*),[14] teríamos a seguinte bizarria: 35,3% da população tem distúrbio mental, ou seja, com todo o respeito, se um leitor estiver conversando com outras duas pessoas e essas lhe parecerem normais, o louco é o legente. E ainda existem dezenas de outros transtornos psíquicos que não foram aqui somados. Talvez, se fosse feito, até ultrapassaria a marca do 100% ou muito próximo disso.

Em outras palavras, a Psiquiatria ocidental, americanizada, sem base, sem tradição, pseudocientífica, desmancha-se por si mesma.

---

[13] Disponível em: https://bvsms.saude.gov.br/bvs/publicacoes/guia_pratico_cuidador.pdf. Acesso em: 14 fev. 2020.

[14] Disponível em: https://bvsms.saude.gov.br/bvs/publicacoes/guia_pratico_cuidador.pdf. Acesso em: 15 fev. 2020.

CAPÍTULO 17

O USO IMPRÓPRIO DA INTELIGÊNCIA ARTIFICIAL

A telemedicina é uma realidade sem volta. Abrange desde o atendimento médico a distância (o que, a bem ver, basicamente é o uso dos meios eletrônicos de comunicação) até a utilização da dita inteligência artificial.

Desde o seu aparecimento tem contribuído para avanços significativos em várias áreas médicas, seja nas urgências, nos exames laboratoriais, na genética, nas cirurgias robóticas, seja nas pesquisas e no ensino. Desde já, diga-se com segurança, a telemedicina não é uma ferramenta, mas um método.

O seu abrangente alcance é eficaz principalmente diante do número insuficiente de médicos, pois supre necessidades, por exemplo, atendimentos distantes em zonas rurais, locais onde há muita neve ou com pouca infraestrutura etc. A bem ver, é método alternativo no sistema de saúde, que proporciona tanto informação a distância como, em certos casos, minimiza a ausência física do médico no local.

Cite-se a sua grande utilização durante a pandemia do Covid-19, nos períodos de quarentena, em que pacientes e médicos precisaram ficar separados e o atendimento de pessoas deu-se por meio de comunicação eletrônica, o que não pressupõe o uso da dita inteligência artificial, os algoritmos, "máquinas de pensar", que são os campos, hoje, mais avançados da telemedicina.

Esse ramo da ciência é muito útil e certamente será cada vez mais utilizado no exercício médico, mas, por outro lado, não é válido para todas as suas diversas áreas, principalmente e de modo determinante, não se aplica à Psiquiatria, em cuja especialidade, diferentemente das outras, jamais o médico poderá ter a presença física substituída, pois a máquina não possui *pneuma*, ar, alma, sopro, *psique*. E esse fato, em Psiquiatria, é condição *sine qua non*, quer para o bom diagnóstico, quer para o melhor tratamento.

Com efeito, por mais extraordinárias que as máquinas virtuais um dia possam porventura ser, que os seus inventores pensem que até vida deram a elas, mesmo que em um grande rasgo de genialidade conseguissem, além de memória extraordinária, insuflar-lhes essência pensante planetária, ainda assim seriam criações inferiores ao homem, pelo simples fato de que este tem livre-arbítrio e as máquinas, não. Somente os humanos possuem essa virtude. Isso implica que, para eles, todos os finais são possíveis: estão inarredavelmente mergulhados no imponderável, sem a essência que leva a este ou àquele final, que marca e determina a história de tudo o mais que existe, incluídas as máquinas.

Em outras palavras, somente no ser humano a existência precede a essência. O ser é para-si (não em-si) e por isso constrói o seu mundo livremente. E, quando o homem cria a máquina, sempre esse construído vai ter uma finalidade determinada, um objetivo, um propósito, um ser em-si, com destino e teto, portanto com limite.

A inteligência artificial pode ser útil quando o tema e o foco são mais próximos da cognição racional (não abstrativa), por exemplo, em ortopedia, na qual o algoritmo diz se a tíbia está ou não fraturada e o que fazer; ou em cardiologia, que capta, procura e mostra em tempo real que tipo de bulha e ritmo tem o coração do paciente, estando próximo ou a quilômetros de distância. Porém, a Psiquiatria é racional-abstrativa-intuitiva-perceptiva, cujo contato "olho no olho" é insubstituível, pois é por meio dele que, antes de o paciente falar uma só palavra, o examinador terá diante de si estímulos únicos – como o cheiro do corpo e do hálito, a facie, a mímica, o penteado, as vestes, o olhar, a gesticulação, o tipo físico etc. –, cujos fenômenos passam pelos seus 86 bilhões de neurônios-sensores e suas infinitas sinapses cerebrais, dando-lhe dados que só poderiam ser captados naquele momento e circunstâncias, que são únicos, individuais e imprevisíveis. Isso invalida qualquer possibilidade de se criar um algoritmo preciso em Psiquiatria, desde que o que se queira inclua o conhecimento profundo do examinando. Dirão os que acreditam que a máquina, bem provida de dados – por exemplo, com infinidade de fotos de pessoas, mímicas, posições etc. –, com o simples olhar do paciente para a câmera, poderia, em frações de segundo, saber se a facie é *potatorum* ou de tristeza ou qualquer outra. Essa extraordinária aptidão, segundo os que a defendem, a tornaria a melhor forma de diagnosticar, bem superior ao humano psiquiatra. Ledo engano, por um motivo muito simples: é na Psiquiatria que se aplica exemplarmente o ditado "o caminho se faz andando".

Ou seja, conforme a individualidade do examinando, assim será a conduta do examinador. Nunca é demais recordar que o paciente psiquiátrico é portador de subjetividades, tem a sua própria visão do mundo, forma de sentir, de se relacionar e de expressar a sua doença. A atenção do médico vai muito além do que a da máquina, por mais aprimorada que esta possa um dia vir a ser, pois abrange, o tempo todo, a reconstrução de significados inesperados e únicos.

Observe-se que com a vinda da telemedicina tem-se "vendido" uma imagem deturpada, errada e perigosa de que isso é Medicina avançada, principalmente quando entra a inteligência artificial, o que pode ser em algumas áreas médicas, não na Psiquiatria, onde os fatos se dão exatamente ao contrário.

A inteligência artificial em Psiquiatria está baseada em dados, protocolos, em perguntas prontas e respostas convertidas em padrões para serem submetidos aos algoritmos, à pontuação final e à comparação com o paradigma. A seguir, vem o diagnóstico, a recomendação do remédio, a posologia, o receituário preenchido e assinado digitalmente pelo médico de plantão, o *link* das farmácias nas quais pode ser comprado, quanto vai custar, se precisa ou não de serviço de entrega a domicílio e o tempo que demora, cada vez menor, considerando os *drones*, mais rápidos e eficientes do que os motoboys. Essa é uma realidade sem volta, que já existe em vários países, incluído o Brasil. À guisa de ilustração, a primeira entrega brasileira de produtos farmacêuticos por *drone* ocorreu em 22 de maio de 2019, na cidade de Itaipava, RJ. A ação foi realizada pela empresa MayView, que desenvolveu o projeto Door-to-Door Drone Delivery, e contemplou uma compra *online* real feita por um cliente da Drogaria Venancio, cujo produto foi entregue em menos de quatro minutos no quintal da casa do comprador.

A bem ver, a própria Psiquiatria tornou-se tão inocente que, se pensando evoluída, mostra a sua ignorância.Com efeito, na revista oficial da Associação Brasileira de Psiquiatria publicou-se um artigo sobre a inteligência artificial e as suas "grandes virtudes", a dizer literalmente que o critério de diagnóstico é "realizado por meio de sistemas de classificação, como a 5ª edição do Manual Diagnóstico e Estatístico de Transtornos Mentais (DSM)".[1] Até aí nenhuma novidade, como já dito várias vezes, o DSM, junto com a Classificação Internacional de Doenças (CID), são as "bíblias" da especialidade. Porém, a seguir, vem o reconhecimento da própria ignorância: "Devido à inexistência de marcadores biológicos para demonstrar a ausência ou a presença de transtornos mentais, utiliza-se instrumentos diagnósticos, por meio de escalas, inventários ou outros para maior precisão".[2] E defende que isso é necessário pois os psiquiatras por si sós são incapazes e despreparados para dar o diagnóstico preciso, haja vista que "associando sintomas parecidos da doença à sua inexperiência médica ou à própria complexidade do caso psiquiátrico, existe ainda considerável chance de erro diagnóstico. Resulta em implicações diretas na efetividade do tratamento, inclusive no âmbito farmacológico".[3]

Nessa toada, o incrível artigo propõe o uso de inteligência artificial para "não errar". Ora, quem são os "gênios"

---

[1] OLIVEIRA, M. L. de. Aplicabilidade da inteligência artificial na Psiquiatria, *Debates em Psiquiatria*, ano 10, ABP, n. 1, jan./mar. 2020. p. 17.

[2] OLIVEIRA, M. L. de. Aplicabilidade da inteligência artificial na Psiquiatria, cit., p. 17.

[3] OLIVEIRA, M. L. de. Aplicabilidade da inteligência artificial na Psiquiatria, cit., p. 17.

que alimentaram os computadores para estes chegarem ao algoritmo milagroso que irá tirar os psiquiatras das trevas? A resposta é que são os próprios entrevados.

Os algoritmos nascem de apanhados de experiências de psiquiatras "inexperientes" (segundo a revista), das quais se extrai um gabarito, que se vende como a salvação para o estado calamitoso da Psiquiatria contemporânea, o que vale concluir que, além de o psiquiatra não saber mais Psiquiatria, ainda delega os seus conhecimentos a uma máquina alimentada por ignorantes seus iguais, e a isso chamam de evolução, segundo a revista.

Fazer diagnósticos *online*, utilizando programas de computador, assinar receitas digitalmente, entregar remédios por *drone* pode ser solução mais rápida e barata neste mundo, no qual a competição é cada vez maior e o tempo das pessoas cada vez menor. Porém, na Psiquiatria, isso é evolução ou símbolo de sua decadência? Claro que para a ciência--arte é símbolo.

Porém, não há como escapar do mundo virtual, aliás, o interessante é usá-lo no que puder somar. Por meio de metonímia, é preciso ser bilíngue: fluente em mundo real e em virtual, lembrando que o século XXI, as duas primeiras décadas, está quase monoglota, o que se intensificou durante e após a Covid-19.

Existem, em muitos países, mais computadores do que habitantes. Por exemplo, no Brasil, em 2019, contam--se quase 420 milhões de aparelhos digitais ativos, incluídos os *smartphones*, conforme revela 30ª Pesquisa Anual de Administração e Uso de Tecnologia da Informação de Empresas (realizado pela Fundação Getulio Vargas de São

Paulo). São 230 milhões de *smartphones* e 180 milhões de *notebooks*, *tablets* e computadores, para aproximadamente 210 milhões de habitantes.

Os computadores estão em toda a parte, desde o mais longínquo objeto que o homem levou ao espaço sideral (Voyager, que, ao ser lançada, tinha memória de 68 kilobytes – e em 11 de janeiro de 2020 estava no espaço interestelar, há 20 bilhões de quilômetros da Terra e ainda a transmitir dados) até o mais próximo utensílio, por exemplo, a caneta ou o teclado com o qual se escreve são desenhados e produzidos por aparelhos digitais.

Os computadores estão na padaria da esquina, nos meios de comunicação, nos transportes, nos bancos, no mercado financeiro, na previsão do tempo e em quase tudo o mais que se relacione à vida cotidiana.

Recorde-se que em 2021 brinca-se com a casa conectada, com a ajuda dos assistentes de voz, Amazon e Google. Em janeiro de 2020, em Las Vegas, deu-se uma feira que aponta os próximos passos para as residências (*Consumer Electronics Show*), na qual os gigantes da tecnologia mostraram dispositivos que se tornarão os próximos "habitantes" das residências. Seriam aparelhos que respondem a comando de voz e ordens via internet, os quais têm um "cérebro próprio" capaz de "tomar decisões" para o usuário. Eles, por exemplo, ao andar pela casa, podem abrir as cortinas para entrar sol e despertar o morador, aspirar o pó caso encontrem poeira, reconhecer os alimentos guardados e propor cardápios para a semana, isso porque têm os sensores para captar dados e processadores que os interpretam. Dá-se a essas criaturas o nome de "robôs com inteligência das coisas".

As tecnologias autônomas avançam a uma velocidade admirável. Brevemente os automóveis serão todos autômatos, encomendas chegarão por *drones* comandados por *joysticks*. Nos painéis, os operadores terão informações das rotas e obstáculos, dadas por um conjunto de sensores, radares e alta tecnologia. Já não há mais limites. O que parecia ficção científica há pouco tempo hoje é realidade, e inimaginável nas próximas gerações que hão de vir: quiçá *microchips* serão implantados nos cérebros, e para alimentar-se haverá menu de pastilhas, cada uma a concentrar sabores, temperos e proteínas de uma refeição, dando a impressão de que se come bem; as deliciosas melancias serão *tablets* vermelho escarlate, quem sabe?

Voltando a esta segunda década do século XXI, a dita inteligência artificial usada, por exemplo, no câncer mostra que a máquina pode detectar um tumor de pele em imagens nas quais a lesão foi coberta e somente a parte ao redor do câncer foi analisada. Ou seja, o computador é capaz de ver indícios de malignidade que o médico especialista não enxerga. O diagnóstico de melanoma por máquinas recebeu prêmio na 7ª Edição do *Latin American Research Awards*, em novembro de 2019.

Esse fato de o mundo virtual parecer extraordinário, inteligentíssimo, altamente capaz de ir longe em paragens que muitas vezes a mente humana nem em pensamento pode atingir, traz a falsa ideia de que tudo o que vem de lá é bom e evoluído. Trata-se de uma espécie de "embriaguez da onipotência numérica".[4] Em outras palavras, se serve para a

---

[4] MESQUITA, F. L. *O Estado de S. Paulo*, 19 mar. 2019. p. A2.

cancerologia, a cirurgia, a anatomia patológica, reduzindo o erro ao mínimo, isso quer dizer que também é bom em outras áreas da Medicina, entre elas, a Psiquiatria.

Porém, é exatamente nessa especialidade da Medicina que encontra os seus maiores problemas, por um motivo deveras singelo: a alma do homem necessita de outra alma humana para ser confortada. Nenhuma máquina, por mais aprimorada que seja, ou que venha a ser, poderá compreender singularidades unas por natureza e dar afeição e simpatia a quem precisa.

A bem ver, todos os doentes, seja a que área da Medicina recorram, precisam da palavra de conforto do médico, e de modo especial na Psiquiatria, a fim de abrir os horizontes do sofredor e confortar.

Se a cura da infecção, a supressão da dor, o alívio do desconforto físico está ligado ao diagnóstico e ao fármaco receitado, que o algoritmo quiçá possa bem selecionar, na Medicina mental, não: o que prevalece, sempre, é a compreensão singular, biopsicossociocultural, individual de cada um. Isso quer dizer que dois pacientes da mesma idade, com o mesmo peso, quadro clínico semelhante, apresentando dor de garganta, dificuldade para engolir, febre, calafrios, o diagnóstico e o tratamento provavelmente serão iguais para ambos; mas, se esses mesmos pacientes apresentarem, por exemplo, instabilidade emocional, possivelmente nem o diagnóstico nem o tratamento resultarão símeis. Insiste-se, em Psiquiatria o indivíduo (indivisível) é ele e todas as suas inúmeras variáveis circunstâncias biológicas, hereditárias, sociais, psicológicas, religiosas, culturais, existenciais que se manifestam juntas e fazem único aquele momento dado de sua história.

Por esse motivo, a Psiquiatria necessita de profissionais com conhecimento profundo e multidisciplinar, e essas características não são as do século XXI, que quer, isto sim, alargar o mercado, tal qual já ocorre, por exemplo, na música, que começou com a velha bolacha de 78 rpm, passando pelo vinil *long-play* e pelo acrílico do CD. Agora vive nas nuvens. Ou seja, não é preciso ir às lojas comprar. Basta pagar dez reais (menos de dois dólares) a instituições, que não se sabe onde ficam, e, ao simples toque de um botão, em um aparelho pouco maior do que uma caixa de fósforos (celular), têm-se à disposição milhares de músicas.

Não está longe o dia em que assim será com as terapias. Para que consultórios de psicólogos e de psiquiatras se existem aplicativos cujos algoritmos pretendem dizer o que temos e que remédio tomar? Aliás, a bem ver, isso já é realidade nos Estados Unidos, com grande número de adeptos das e-terapias, entre elas, BetterHelp, Woebot, Wysa etc., que funcionam sem a presença de seres humanos, ao preço de 160 dólares por mês, mais barato do que terapeutas presenciais (em média 100 dólares a hora).

De caminho, pessoas que experimentaram o aplicativo relataram que "nós duas (a consulente e a terapeuta virtual) nos comportávamos como uma passageira e uma motorista de Uber fazendo de tudo para ganhar cinco estrelas: eu era extremamente cuidadosa e ela parecia genérica".[5]

Estamos apenas no início do século XXI, segunda década, e, se não houver freios reguladores do uso das e-terapias, essa prática poderá alastrar-se como praga, considerando as

---

[5] ELLISON, K. *The Washington Post*. Tradução Prelorentzou, R. *O Estado de S. Paulo*, 5 abr. 2020.

amostras atuais deveras preocupantes. Recentemente uma *startup* de saúde (TNH *Health*) anunciou publicamente que na área da saúde mental recebeu investimento de milhões de dólares de um fundo americano (redes de laboratório) para desenvolver o seu programa, resultando em um assistente virtual chamado VIKI, que conversa sobre temas ligados à saúde mental, "como ansiedade, estresse, depressão e qualidade de sono – é possível utilizar o psicólogo virtual, gratuitamente, no Facebook".[6] Arrematam os investidores assim: "Fazemos tudo o que o médico não faz. O médico não liga para dar apoio emocional ou lembrar de tomar remédio".[7]

Com todo o respeito, seria cômico se não fosse trágico se um dia um criador de *startup* da saúde, às vascas da morte, tivesse ao seu lado um robô de última geração a dizer *rest in peace, rest in peace*.

"Conheça todas as teorias, domine todas as técnicas, mas ao tocar uma alma humana seja apenas outra alma humana", com sabedoria disse algures CARL GUSTAV JUNG.

---

[6] *STARTUP* DE SAÚDE RECEBE 2 MILHÕES DE DÓLARES. *O Estado de S. Paulo*, 1º out. 2019. p. B12.

[7] *STARTUP* DE SAÚDE RECEBE 2 MILÕES DE DÓLARES, cit., p. B12.

CAPÍTULO 18

BASTIÕES DE RESISTÊNCIA

Embora a Psiquiatria superficial que impera hoje, dominada pela pandêmica dos psicofármacos e tendo por doutrina, se é que assim se pode chamar, as concepções norte-americanas, há, sim, vários núcleos ao redor do mundo ocidental que, além de reconhecerem perfeitamente o estado precário em que a especialidade se encontra e não se renderem a ele, insurgem-se contrários.

São instituições, pessoas, órgãos independentes que não se vergam nem caíram na tentação das farmacêuticas. Produzem artigos, livros e publicações críticas, as quais, ainda que francamente minoritárias, formam o bastião de resistência que será utilizado pelos jovens estudantes, contra esta geração perdida de psiquiatras filhos da CID e do DSM.

Um desses núcleos resistentes é composto por psiquiatras forenses que se encontram em exercício da profissão em vários diferentes países.

Recorde-se que às indústrias farmacêuticas não interessa a Psiquiatria Forense, pois é uma especialidade que não receita fármacos. A sua prescrição é jurídico-social, por meio de laudos e pareceres, o que faz com que exista um abismo infranqueável entre o exercício da Psiquiatria Clínica e o da Psiquiatria Forense. O clínico tem os olhos voltados para o presente do examinado, para os sinais e sintomas da moléstia... e quer tratar. O forense, por sua vez, não se detém apenas no presente, mas também no passado e o que se espera para o futuro, bem como examina a natureza jurídica da ação, articulando a um só tempo o "discurso médico" com o "discurso jurídico". Não receita fármacos.

O fato de o psiquiatra forense não prescrever remédios (e de seus trabalhos servirem tão somente para instruir a Justiça) não entrou na mira das indústrias farmacêuticas, pois a elas só interessa objetiva e diretamente o que se relaciona à venda de remédios.

Por esse motivo, a Psiquiatria Forense não foi bombardeada pelo *marketing* avassalador que abateu a Psiquiatria Clínica, mas também não ficou imune às "cargas de cavalaria", pois, embora a clínica e a forense sejam áreas distintas, ambas estão sob a mesma égide da especialidade mãe, Psiquiatria, gravemente golpeada.

Entretanto, um fato é certo, a Psiquiatria Forense possui muitos recursos científicos, técnicos e de consciência profissional para resistir à decadência da Psiquiatria, uma vez que os códigos penais, civis, canônicos, militares e legislações outras não se modificam na impressionante velocidade com que surgem as "novas doenças" e os novos fármacos criados pela propaganda e *marketing*. E mais que isso, tamanha tem sido a voracidade da criação das "novas entidades clínicas" para vender drogas que acabaram por si sós caindo no descrédito do judiciário. Muitos psiquiatras clínicos, improvisados na forense, de tanto usarem laudos e pareceres com diagnósticos distorcidos – por exemplo, "*burnout*" e "transtorno do estresse pós-traumático" para afastar o obreiro do trabalho e pedir aposentadoria; ou ainda "doença de Alzheimer" para sustentar processo de interdição; "transtorno bipolar" para tentar anular negócio jurídico, além de outros expedientes semelhantes –, levaram os juízes, os magistrados, promotores de justiça e advogados a perceber que tais documentos tinham defeitos, como diagnósticos incompossíveis com a situação processual ou com o comportamento do autor, réu ou vítima. Uma quantidade significativa de processos subsidiados com trabalhos contendo esses diagnósticos foram ter na Justiça e nada conseguiram, ou seja: não foram aceitos, além de criticados.

Isso criou jurisprudência, que não é área médica, científica, mas funciona como uma espécie de antídoto contra a doutrina decadente ou, se não tanto, como farol vermelho a indicar caminho fechado.

Na mesma toada, psiquiatras forenses de formação (não os clínicos improvisados na forense), no mundo ocidental, não aceitam e lutam contra a doutrina pueril vigente, dos protocolos, instrumentos e tudo o mais que direta ou indiretamente alimenta a fome canina das farmacêuticas, e produzem artigos e livros que servem de propugnáculos e fortalezas a resistir como último bastião do saber psiquiátrico clássico.

A bem ver, e aqui seja feita justiça, tanto a CID-11 quanto o DSM-V expressamente não recomendam que os seus enunciados e critérios sejam utilizados para fins forenses.

Se em diversas partes deste livro várias vezes foram feitas propostas explícitas ou implícitas de doble morte a ambos os catálogos, porque se tornaram as "bíblias" da psiquiatria contemporânea e assassinos da psicopatologia etc., é preciso elogiá-los por suas ponderações pertinentes no que concerne aos riscos e perigos caso sejam usados em Justiça.

O DSM-V assim se expressa:

> É importante observar que a definição de transtorno mental inclusa no DSM-5 foi desenvolvida para satisfazer a necessidade de clínicos, profissionais da área da saúde e pesquisadores, em vez de todas as necessidades técnicas de tribunais e de profissionais da área jurídica (...) O uso do DSM-5 deve envolver o conhecimento dos riscos e limitações no âmbito forense. Quando as categorias, os critérios e as descrições do DSM-5 são empregados para fins forenses, há o risco de que as informações diagnósticas sejam usadas de forma indevida ou compreendidas erroneamente. Esses perigos surgem por não haver concordância perfeita entre as questões de interesse da justiça e as informações contidas no diagnóstico clínico.[1]

A CID-11, "farinha do mesmo saco" do DSM, por sua vez, também vai no mesmo sentido.

O grande problema é que esses importantíssimos avisos apenas são respeitados pelos psiquiatras forenses de formação. Caso seja um clínico improvisado perito, praticamente

---

[1] AMERICAN PSYCHIATRIC ASSOCIATION. *Manual Diagnóstico Estatístico de Transtornos Mentais (DSM-5)*, cit., p. 25.

todos, sem exceção, redigem os seus laudos e pareceres utilizando a CID e o DSM como base de trabalho, método de diagnóstico e doutrina psiquiátrica. Agem dessa forma por força do hábito, pois esses dois catálogos são de utilização constante dos clínicos, em prontuários hospitalares, ambulatórios e consultórios de atendimento ao paciente, para solicitar licença-saúde, indenizações securitárias, emitir atestados médicos e outros, que normalmente são documentos padrões que exigem números de doença em código. Não são trabalhos únicos redigidos um a um, para instruir circunstâncias jurídicas específicas, como os laudos e pareceres realizados pelos psiquiatras forenses.

Na forense, os princípios foram constituídos ao longo de sua história milenar de ciência-arte. São heranças acumuladas nos trabalhos das gerações precedentes, que criaram as suas doutrinas e sistemas, com arte de vocacionados.

Vale a pena recordar que a história se inicia no Código de Hammurabi, no qual consta o primeiro registro-esboço psiquiátrico-forense de que se tem notícia, passa por toda a Idade Antiga, entra em Roma, chega à Igreja, se espalha por todos os códigos civis e penais do ocidente e a doutrina da especialidade vai sendo confeccionada por grandes pensadores da psique e escrita em tratados clássicos. O primeiro de todos foi o de PAULO ZACCHIA, o Pai dos Peritos; 200 anos depois, o de RICHARD VON KRAFFT-EBING, o Pai dos Peritos Modernos; e deles vieram outros, na França, na Alemanha, na Áustria, na Itália, na Espanha, no Brasil e na Argentina. Os livros-textos produzidos davam e inda dão as diretrizes da especialidade, isso porque não envelhecem como caducam os livros da maioria das outras áreas médicas. Nestas, o que se pensava e fazia na Cardiologia de décadas já atualmente não se faz e pensa; a Nefrologia, a Hematologia, a Dermatologia, a Ortopedia e outras têm novidades quase diariamente. As publicações de hoje estarão, em conteúdo, nessas áreas, desatualizadas amanhã.

Porém, em Psiquiatria Forense, como em filosofia, alguns livros não envelhecem. Alguém ousaria dizer que ARISTÓTELES está ultrapassado? Alguém afirmaria que SÃO TOMÁS DE AQUINO não abordou questões humanas de forma perene? Por acaso KARL JASPERS não criou a Psicopatologia e construiu sólido monumento que merece estudo cada vez mais profundo?

Assim também ocorre em Psiquiatria Forense, na qual até o primeiro livro da especialidade, que, lido com distância de mais de 350 anos, contém ensinamentos preciosos, isso porque essa área, independentemente da evolução da ciência, compõe-se de princípios e de regras universais, fincados nos códigos e para os códigos aos quais está amalgamada. Nesse passo, recorde-se que, por um lado, os códigos civis e penais do mundo ocidental contemporâneo, um pouco mais um pouco menos, derivam dos velhos códigos romanos, e, por outro, as doenças mentais, as perturbações da saúde mental, os desenvolvimentos mentais incompletos e os retardados, nesses dois mil anos, em essência, também não mudaram significativamente, mas apenas houve modificação da forma de serem descritos e conhecidos quanto à origem, à evolução, ao prognóstico e ao tratamento. Isso quer dizer que praticamente a articulação do "discurso médico" com o "discurso jurídico", na cerneira, permanece a mesma. Em outras palavras, em Psiquiatria Forense não se inova profundamente tanto quanto em várias outras áreas da Medicina, incluída a Psiquiatria Clínica. A forense, por caminhar, obrigatoriamente, a par e passo com as leis que se modificam lentamente, é uma especialidade médica que se define não como o último grito da ciência – no sentido de descobertas de novas fórmulas –, mas como a tradição em marcha.

A Psiquiatria clínica vive de novidades para o tratamento; na forense, o enfoque é outro, o que interessa é ajudar a distribuir o justo: o tratamento fica por conta do clínico. Isso dá uma certa trégua contra o ataque avassalador do *marketing* e sua propaganda a forçar o uso de fármacos.

Outro fator importante que ajuda a imunizar a especialidade contra o modismo mercantilista é que o psiquiatra forense, ao produzir o seu laudo ou parecer, precisa fundamentar cientificamente as conclusões. Não pode o perito apenas escrever o que acha. Está obrigado a embasar o seu trabalho para que possa convencer juridicamente. Então, fica obrigado a dirigir-se aos autores clássicos, pois, na CID e no DSM, além de expressamente se dizerem impróprios para o uso em questões forenses, não têm doutrina alguma.

A utilização obrigatória dos clássicos forma o fundamento e a consciência pericial e consequentemente o repúdio automático à "ciência" ditada pelas indústrias farmacêuticas.

Embora proporcionalmente sejam poucos psiquiatras forenses em relação aos psiquiatras clínicos, no mundo ocidental, como dito, vários países mantêm núcleos sólidos, críticos do *status quo* da Psiquiatria, até mesmo e em bom número nos Estados Unidos, país berço da cultura psiquiátrica decadente e dominante. Lutam com dificuldades (pois não têm subsídios, uma vez que os patrocinadores-farmacêuticos não se interessam em investir por ausência de retorno), mas bastante combativos. Participam de *sites* com milhares de histórias pessoais de sobreviventes psiquiátricos, os quais escaparam dos fármacos receitados. São médicos de boa formação que se interessam em enfrentar o imenso problema. É consenso entre os estudiosos e praticantes da boa Psiquiatria que os diagnósticos das doenças mentais não foram construídos com base na ciência, mas por uma exibição de mãos levantadas sobre quais sintomas devem ser incluídos neste ou naquele "transtorno mental", prática levada a efeito pelos que participaram da realização dos imprestáveis DSM e CID.

Um dos núcleos de grande resistência à decadência da Psiquiatria é conduzido por PETER GOTZSCHE, dinamarquês, que mostra por meio de metanálises sérias e independentes a gravidade do problema, de modo especial quanto ao uso de antidepressivos e o aumento de suicídios. Em seu último livro, depois de apresentar dados evidentes que falam por si sós, afirma com razão que "os psiquiatras enganam a si mesmos e aos seus pacientes o tempo todo, com base em sua 'experiência clínica' enganosa e em seus rituais de tratamento que vão diretamente contra a ciência... há muitos psiquiatras excelentes, mas eles são muito poucos em número comparado aos medíocres e não podem mudar um sistema doente".[2]

Em outras palavras, ainda que minoritária, há uma legião de profissionais sérios, a qual, embora cercada por todos os lados, resiste e resistirá aos ataques, pois suas armas foram construídas ao longo de séculos por valores perenes, portanto invencíveis. É a tradição em marcha, que um dia,

---

[2] GOTZSCHE, P. C. *Mental health survival kit*. Copenhagen: Institute for Scientific Freedom, 2020. p. 84 e 193. Disponível em: www.deadlymedicines.dk/books. Acesso em: out. 2020.

quando terminar esse momento preocupante, fará a leitura histórica correta dos que ora protagonizam a decadência da Psiquiatria ocidental.

Quanto à geração atual de psiquiatras, pode-se concluir que está perdida, não tem mais salvação. É preciso investir nas novas gerações para que, quando entenderem que esta atual é composta por ignorantes úteis a serviço das farmacêuticas, coloquem umas boas pás de cal por sobre esses psiquiatras receitadores de remédio, como já dito, filhos da CID e DSM.

É impossível reverter o quadro atual, pois precisaria, além do reconhecimento da própria especialidade sobre os seus malefícios aos pacientes, a contribuição de todos para começar a modificar o *status quo*.

As novas gerações, bem instruídas, cobrarão o valor das duas grandes dívidas deixadas pela atual: uma para com o social, representada pelos pacientes atingidos pela pandemia dos remédios; a outra, doutrinária, pelos estragos que causaram aos perenes princípios da especialidade.

Os passos a serem dados para este objetivo são os oito propostos pelo médico dinamarquês PETER GOTZSCHE,[3] já citado como referência ao combate à pandemia dos psicofármacos:

- Os psiquiatras devem ser reeducados para que possam funcionar como psicólogos.

- O foco deve estar em tirar os pacientes dos medicamentos psiquiátricos, na medida em que eles são prejudiciais a longo prazo.

---

[3] GOTZSCHE P. C. *Mental health survival kit*, cit., p. 201-202.

- Estabelecer uma rede nacional de assistência 24 horas e um *website* associado para fornecer aconselhamento às pessoas prejudicadas pela dependência e retirada das drogas prescritas.

- Peça desculpas. É muito importante que as vítimas de abuso psicofarmacológico recebam um pedido de desculpas. Os governantes devem exigir das associações psiquiátricas que se desculpem dos danos que causam aos pacientes e da mentira sistemática dizendo proteger contra o suicídio ou danos cerebrais.

- Descartar completamente os sistemas de diagnósticos psiquiátricos, como DSM-5 e CID-11. (Nota nossa: talvez seja este o passo mais importante de todos, uma vez que os dois catálogos, além de extremamente malfeitos e imprestáveis, se tornaram as "bíblias", as únicas fontes "científicas", da psiquiatria decadente.)

- Tomar os medicamentos psiquiátricos disponíveis apenas sob circunstâncias estritamente controladas.

- Ninguém que trabalha com pacientes psiquiátricos deve ter conflitos de interesse financeiros com as farmacêuticas.

- Todos: faça o que puder para mudar a narrativa enganosa da psiquiatria.

CAPÍTULO 19

PARA RECUPERAR
A GLÓRIA PERDIDA

19.1 Introdução

O problema da decadência da Psiquiatria é, como visto em várias partes deste livro (Introdução, capítulos 10 e 12), a pandemia do uso demasiadamente elevado dos remédios psiquiátricos. Por sua vez, isso não poderia ocorrer se não existissem pilares a suportar tamanha disseminação. Esses são a globalização do uso da Classificação Internacional de Doenças (CID) e do Manual Diagnóstico e Estatístico de Transtornos Mentais (DSM, sigla em inglês), que passaram a ser, como já dito várias vezes, as "bíblias" da Psiquiatria contemporânea. São esses dois catálogos que mataram a Psicopatologia ao introduzir a prática dos protocolos e instrumentos, com lasseamento dos diagnósticos e, por consequência, disseminaram a pandemia do uso de psicofármacos, uma das grandes pragas do século XXI. A bem ver, não permaneceram na finalidade para a qual foram criados, ou seja, registro estatístico de dados epidemiológicos, físicos (desde a criação) e mentais (desde 1965). Recorde-se que, em 1980, o chefe da força-tarefa do DSM-III, ROBERT SPITZER (1932-2015), correndo sério risco de não ter o trabalho aprovado por órgãos competentes, fez conchavos políticos, comprometeu-se, entre outros, a usar o termo "neurose" entre aspas (no original tinha sido abolido, sob a curiosa justificativa de que o termo era vago e não científico), além de introduzir os primeiros guias (diretrizes) para diagnosticar os transtornos mentais. Aprovada a estrovenga, a seguir vem a acanhada CID, sem poder de reação, acatando o mesmo padrão, e ambas as publicações passaram a "ensinar" Psiquiatria, a dizer o que caracteriza este e aquele distúrbio mental. A maioria dos psiquiatras, à época, se a princípio revoltou-se contra o DSM e a CID, depois de duas décadas estava inteiramente por eles fagocitada.

Se esses dois grandes catálogos não existissem, ou tivessem permanecido como meio de registro epidemiológico, a especialidade continuaria a ser uma das mais bem desenvolvidas, desde o tempo em que se estabeleceu solidamente na segunda metade do século XX.

Em outras palavras, mostra-se determinante na gênese da decadência da Psiquiatria o domínio absoluto da CID e do DSM, que viraram fontes de consulta e do saber dessa área médica, sendo certo que, como já mencionado em outro lugar deste livro, todos os atuais psiquiatras ocidentais, salvo raríssimas exceções, após sofrerem lavagem cerebral, rezam genuflexos perante eles, aceitam-nos como se fossem o padrão da verdade.

Assim, para que possa haver regressão deste estado calamitoso de pandemia em que se encontra a Psiquiatria ocidental, é necessário exterminá-los ou fazer com que voltem às origens (registros epidemiológicos). Porém, pelo grau de contaminação em que os fatos se encontram, nem se o esforço fosse gigantesco daria certo, pois por trás deles estão as poderosas indústrias produtoras de remédios, com bilhões de dólares para apoiá-los. A CID e o DSM são os dois pontos básicos de apoio das farmacêuticas, que, embora enrustidos e disfarçados, como se não fizessem parte determinante do processo, suportam a abundância desmedida dos ganhos extraordinários que os psicofármacos lhes proporcionam. Para recordar o início trágico, em 1980, quando o DSM-III foi vendido nas livrarias, acompanhava um "guia complementar que trazia referência sobre a psicofarmacologia".[1]

Em outras palavras, não será nada fácil nem crível que em espaço curto/médio de tempo haja o abandono ou a correção de rota do uso desses catálogos ou de seus derivados similares que possam porventura surgir.

Precisará de muito tempo, considerando que o pêndulo da degeneração ainda não chegou à amplitude máxima; depois, ainda voltará até atingir o ponto de equilíbrio.

Entretanto, como no mundo tem sempre as negativas que chegam rápidas (por exemplo, Covid-19), tem também, na mesma velocidade, outro tanto de positivas. Quiçá o tempo da reversão seja mais breve, quando as organizações de saúde, em um momento reflexivo e livres das pressões dos esquemas patrocinadores bancados pelos fabricantes de remédios, entenderem que já está mais do que na hora de

---

[1] SIQUEIRA, L. A (in)discreta relação entre a ciência e a política. *Revista Eletrônica de Jornalismo Científico da SBPC*. Disponível em: www.comciencia.br. Acesso em: 29 fev. 2020.

acabar com a saturnal dos psicofármacos e limitar o domínio da CID e do DSM por questão de saúde pública, dada a quantidade imensa de pessoas que tomam remédios desnecessários, receitados por médicos que se apoiam em seus roteiros e códigos com diagnósticos balofos.

Se isso viesse a acontecer, no lugar da CID e do DSM, teria que ser adaptado ou criado outro sistema de reunificação dos distúrbios. E este não poderá incorrer no mesmo erro dos catálogos erradicados, ou seja, não trariam critérios para enquadrar o paciente nesta ou naquela nosografia. A nova reunificação conteria apenas os nomes dos males e só, sem dizer quais são os critérios para que possam ser caracterizados, como fazem os inchados CID e DSM. Saber o que determina esta ou aquela moléstia diz respeito à própria ciência-arte que se chama Medicina, muito maior, abrangente e extensa do que catalogões, sejam eles quais forem (ver os próximos itens).

19.2 Volta à Psicopatologia

Na nova Psiquiatria os critérios seriam os da psicopatologia geral, que é um conjunto de saber referente ao adoecimento mental, sistemático, elucidativo e desmistificante, pois não inclui critérios de valor nem aceita doutrinas, sejam religiosas, filosóficas, psicológicas, unicistas, dualistas, organicistas, idealistas etc. A psicopatologia também não julga moralmente nem entra no mérito do bem e do mal, do certo e do errado, mas tão somente observa, identifica e compreende os fenômenos anormais da mente humana, sem pressupostos, cujos princípios estão na fenomenologia de EDMUND HUSSERL (1859-1938).

Recorde-se que a psicopatologia, que é fenomenológica, husserliana, observa os fatos *a priori*, o que permitiu a JORGE TEIXEIRA asseverar, com propriedade, que isso "deveria ser mais radical do que o *'cogito ergo sunt'* de Descartes, pois a aprioridade é uma plena ausência de pressupostos".[2]

A bem ver, coube a KARL JASPERS (1883-1969), filósofo, psiquiatra alemão, introduzir o método husserliano na Psiquiatria, criando uma ciência universal, baseada na observação das vivências do paciente, tal como este a experimenta e descreve, propiciando ao observador depurar os fenômenos com ausência de pressupostos, sendo que os tais fenômenos apreendidos devem ser descritos com termos claros, pois é essencial a adequada terminologia. Diga-se de caminho que esse importante aspecto sobre a escolha deste ou daquele termo para caracterizar determinado fenômeno, JASPERS afirma que "a dificuldade não está nas palavras e sim nos próprios conceitos... se tivermos conceitos claros, a terminologia é fácil".[3] O seu *Psicopatologia geral* clarifica a matéria, com ordem metodológica como princípio de estrutura científica e terminologia universal.

Sem dúvida é mais fácil, como hoje se faz, usar um esquema padrão e aparentemente dominar tudo em alguns chavões. A formação completa do especialista, no entanto, é complexa e exige muito mais.

O aluno, pretendendo ser psiquiatra, terá de conhecer o que disseram e propuseram os grandes pensadores da psique,

---

[2] TEIXEIRA, J. As implicações práticas e epistemológicas da percepção delirante em psiquiatria. *Revista de Psiquiatria*, São Paulo, n. 29, v. 20, jun. 1976. p. 29.

[3] JASPERS, K. *Psicopatologia geral*, cit., p. 50.

e não agir como ignorante útil das farmacêuticas: abre a CID e/ou o DSM, aplica os pueris protocolos e instrumentos por eles erigidos, encaixa o paciente em um número codificado a dar ares de científico, e prescreve o fármaco. Isso teria que acabar, e daí defluiriam mudanças no ensino médico, desde os bancos da faculdade até o final da Residência Médica, quando seria recriada (ressuscitada) a cadeira de Psicopatologia Geral, hoje inexistente.

19.3 Volta dos livros-textos

O aluno, baseado na psicopatologia, estaria pavimentando o caminho correto pelo qual vai passar. Ao adentrar o terreno com segurança, logo atingirá a diagnose correta.

Notará que cada entidade nosológica tem as suas características próprias; aprenderá nos livros-textos de Psiquiatria quais são os sinais e sintomas específicos de cada doença; observará o que faz parte de uma ou de outra anormalidade. Por exemplo, se estiver diante de paciente que rompeu com a realidade, em estado psicótico e ainda não conseguiu distinguir se é, digamos, psicose esquizofrênica ou psicose epiléptica, resolverá a dúvida se, sempre baseado em psicopatologia, observar o curso e o conteúdo do pensamento. Daí já terá indicações seguras sobre com que mal está se avindo. Se o curso é desagregado, vai para a esquizofrenia; se tem fugas de ideias, tematismo ou prolixidade, para a epilepsia. E, se o conteúdo é persecutório, diz respeito à esquizofrenia; se é mágico-místico-religioso, então é próprio da psicose epiléptica. Se ainda tiver dúvida encontrará em qualquer bom livro-texto escrito pelos consagrados mestres que na figuração da epilepsia, praticamente, não há manifestações pré-psicóticas, enquanto na esquizofrenia o indivíduo costuma apresentar comportamento estranho, às vezes pratica ato bizarro, ou vive ensimesmado, esquivo, solitário. O quadro agudo, quer na modalidade epiléptica, quer esquizofrênica, remite. Porém, na primeira forma, não ficam falhas, ao passo que na esquizofrenia sempre haverá distúrbios psicopatológicos chamados de "defeito esquizofrênico" (deficiência crítica, embotamento afetivo, alheamento, apragmatismo etc.). Ao sair do quadro psicótico agudo, o de origem epiléptica é capaz de criticar o estado delirante-alucinatório em que se encontrava, ao passo que na esquizofrenia não há crítica. E mais, dificilmente o esquizofrênico apresenta alucinações visuais, ao passo que o epiléptico frequentemente, e, por outro lado, não é próprio do epiléptico apresentar alucinações auditivas, e o esquizofrênico as apresenta com frequência. Se estão presentes alucinações auditivas na epilepsia forma psicótica, via de regra, essas não são bem estruturadas, mas representadas por sons ou ruídos ou barulhos, enquanto no esquizofrênico são vozes imperativas, nítidas, que dão ordem ou xingam. As alucinações olfativas ou gustativas podem ser encontradas, com alguma frequência, na epilepsia, e raramente na esquizofrenia. O humor e a afetividade no esquizofrênico estão embotados, ao passo que no epiléptico tendem à exaltação, ao êxtase ou à depressão. As lembranças afetivas podem estar preservadas no epiléptico, e no esquizofrênico, não. As estereotipias motoras, com práticas ritualísticas, são mais comuns na epilepsia, embora possam estar presentes na esquizofrenia, porém na modalidade epiléptica o paciente interpreta mágico-místico-religiosamente. A psicose epiléptica acomete predominantemente o tipo físico atlético e, também, em menor escala, o pícnico, enquanto na esquizofrenia predomina o tipo físico leptossômico. A epilepsia forma psicótica não evolui para a demenciação, ao passo que a esquizofrenia, sim. As automutilações podem estar presentes em ambas as formas, embora a autoamputação do pênis e a autoenucleação (dos olhos) sejam mais ligadas à esquizofrenia paranoide, e a automutilação da língua, da orelha, das mãos e dos dedos, mais ligadas à epilepsia forma psicótica.

E mais que isso, o aluno que não se basear na CID nem no DSM (que são absolutamente silentes quanto à diferenciação entre essas duas corriqueiras formas de psicose), mas, isto sim, nos livros-textos, lembrará que o diagnóstico diferencial entre as duas doenças mentais é fácil, porquanto na epilepsia forma psicótica sempre estarão presentes vários equivalentes comiciais (entre eles: cefaleias, crises de pavor noturno, sonambulismo, epistaxe, tonturas, escurecimentos de vista, *déjà vu, jamais vu, déjà vécu,* enurese noturna prolongada, fosfenos, escotomas cintilantes, mania ambulatória etc.), e até mesmo estarão presentes sinais e sintomas da epilepsia forma neurológica: crises convulsivas completas ou incompletas, as quais, às vezes, iniciaram-se na infância e depois pararam, fatos que na esquizofrenia não se verificam.

Para completar o seu raciocínio psicopatológico, o estudante, tendo em mente os ensinamentos dos bons livros-textos de propedêutica e semiótica psiquiátrica, e se tiver em mãos uma anamnese bem-feita, conhecendo os antecedentes hereditários e pessoais do paciente, e observados e devidamente valorizados os dados físicos, entre eles o biótipo, não errará como erra quando usa dos protocolos e instrumentos, que não distinguem sequer uma fuga de ideias de uma desagregação, quanto mais o restante do quadro clínico.

Relembre-se que do bom diagnóstico, todos os médicos de todas as especialidades sabem, vem o correto tratamento.

Dá-se antiescabiótico para quem foi diagnosticado corretamente com sarna, e não antimicótico, crendo em fungo.

Em outras palavras, vai exercer Psiquiatria, observar o paciente em seus múltiplos aspectos biopsicossocioculturais, e não mais será, como hoje, mero aplicador de formalidades adrede preparadas.

19.4 Psiquiatria: ciência e arte

A Medicina é uma atividade inventada pelo ser humano, baseada em Ciência, que inclui o Humanismo.

Hoje, a Psiquiatria, praticamente, quase não mais é uma especialidade da Medicina, pois vive dependente do mundo dos protocolos e instrumentos que qualquer pessoa, não médica, pode aplicar; dias em que um programa de computador, tosco e superficial, faz o diagnóstico de "bipolar"; tempos em que os próprios psiquiatras passivamente aceitam essa decadência e a propagam sem sentir culpa, como se estivessem a exercer Medicina de alto nível e ainda seguros de que a exercem bem, porque a grande maioria de seus colegas faz o mesmo. Em verdade, estão incapazes de perceber que têm os seus cérebros lavados e são ignorantes úteis a serviço das farmacêuticas. A segurança que os leva a pensar que juntos estão agindo corretamente, que exercem bem a profissão, faz lembrar o ditado *asinus asinum fricat* ("um asno se esfrega no outro", expressão latina usada quando há elogio ou apoio mútuo feito, exageradamente, por pessoas sem mérito).

Para o adequado exercício da Psiquiatria é preciso reformar o seu ensino, começando por mostrar ao aluno que os males mentais nada mais são do que doenças como outras quaisquer.

Assim, quando desejarem exercê-la no seu grau máximo, será preciso que conheçam, de cada transtorno mental, como se requer para a compreensão de qualquer doença física, estes sete característicos: sintomatologia, anatomia patológica, patogenia, fisiopatologia, nosografia, tratamento e prognóstico. São sete áreas específicas, únicas e próprias, que se manifestam tão somente naquele paciente e seu complexo mundo biopsicossociocultural.

Com isso se está sinteticamente a recordar que a formação completa do psiquiatra nasce do conhecimento dos limites dentro de um saber ordenado, científico, que se aprende nos livros, e de sua capacidade intuitiva de pensar e de mover-se em todas as direções. É como bem resume KARL JASPERS: "À formação psiquiátrica pertencem a experiência pessoal e a posse sempre pronta da intuição – isso nenhum livro pode dar. Mas à formação psiquiátrica pertencem também a clareza dos conceitos e a mobilidade variada da concepção – isso é que os livros-textos pretendem promover".[4]

Ao aluno deverá ficar cristalino que a complexidade de um paciente não cabe e nem pode ser medida por meio de protocolos e algoritmos ou por sejam quais sejam os instrumentos previamente construídos, porque os seres humanos são apenas parecidos, não iguais. Singulares é o que são. A Medicina se exerce com o paciente à frente, por isso é singular. Os padrões pré-fabricados podem trazer uma certa previsibilidade de resultado, mas obviamente é uma média, algo sem excelência, não dizem respeito à singularidade. Resulta que isso não é ciência-arte, mas tão somente a prática psiquiátrica por meio de artifícios, que mostra, isto sim,

---

[4] JASPERS, K. *Psicopatologia geral*, cit., p. 68.

falta de talento para examinar o paciente e um modo pouco sutil de terceirização do cérebro.

E também ficar claro ao aluno que "A Medicina é a mais nobre de todas as artes" (HIPÓCRATES), exige perseverança e disposição para estudar, não apenas as novidades, mas também as bases da ciência médica, erigidas ao longo dos séculos precedentes para as gerações presentes e as que hão de vir. Medicina é tradição em marcha.

19.5 Reagrupando as enfermidades

No lugar da CID e do DSM introduzir-se-ia uma nova lista de diagnósticos psiquiátricos que atendesse a todos os males da mente, seja de que escola for o médico que venha a utilizá-la.

Já existe uma divisão objetiva, simples e clara dos distúrbios mentais, antiga e bem sedimentada que consta do Código Penal brasileiro e da maioria dos Códigos Penais dos países ocidentais, a qual estabelece, quando estuda a questão da imputabilidade penal, três grupos: doença mental, perturbação da saúde mental e desenvolvimento mental retardado. [A bem ver, há o quarto grupo, que não interessa à Psiquiatria, que se chama desenvolvimento mental incompleto: silvícola não aculturado, surdo-mudo de nascença e apedeuta.]

No *grupo doença mental* entram, além das psicoses esquizofrênica e epiléptica acima descritas (item 19.3), todas as outras do gênero psicose, com as suas espécies e subespécies se tiver. Entram também as demências e todos os distúrbios mentais nos quais o paciente rompeu com a realidade, fato que ocorre nas doenças pré-senis, alguns casos de acidente vascular cerebral, tumor cerebral ou traumatismo de crânio, toxicomania e alcoolismo graves (ver Lista de Diagnósticos Psiquiátricos, adiante).

No *grupo perturbação da saúde mental* reúnem-se todos os gêneros de transtornos psíquicos que, por um lado, não romperam com a realidade mas, por outro, também não são normalidade. Recorde-se que existe interregno entre a doença mental e a normalidade psíquica, tal qual entre a noite e o dia verifica-se a aurora.

A zona que medeia a loucura e a normalidade é a fronteiriça, e os seus habitantes são todos os portadores de perturbação da saúde mental.

As entidades nosológicas que aqui se encaixam são a condutopatia (sinônimos: sociopatia, psicopatia, loucura moral etc.) e suas espécies; as neuroses e suas espécies; o alcoolismo e a toxicomania, desde que não sejam graves (se forem, estarão no grupo doença mental); e outros males que serão expostos adiante na Lista de Diagnósticos Psiquiátricos.

E, por derradeiro, no *grupo desenvolvimento mental retardado* ficam tão somente aqueles que têm diminuição da inteligência, em seus três graus: leve, moderado e grave. Evita-se nominar as espécies, como síndrome de Down, de Angelman, de Noonan etc., pois o retardamento pode estar presente em várias outras entidades clínicas, como síndrome de Asperger, encefalopatia, hidrocefalia, disfunções metabólicas, cretinismo etc. Nesse grupo o fundamental é caracterizar o grau do retardamento.

19.6 Lista de diagnósticos psiquiátricos

A lista que segue pretende ser objetiva e sintética como compete à prática da nosografia que reúne, sob uma determinada rubrica, todos os sinais e os sintomas clínicos do mal ao qual nomina e suas outras características biopsicossocioculturais típicas.

    Recorde-se que muitas vezes um mesmo sintoma faz parte de vários diferentes distúrbios mentais, motivo pelo qual o ideal é apenas chantar o grupo, o gênero e a espécie. Em outras palavras, separa-se o grupo (doença mental, perturbação da saúde mental, desenvolvimento mental retardado) e o gênero (neurose, doença pré-senil, condutopatia etc.), mencionando-se a espécie e, quando houver, a subespécie, a qual ocorre, inevitavelmente, em alguns casos, como na esquizofrenia, espécie que tem, além da subespécie residual, mais outras quatro: paranoide, simples, hebefrênica e catatônica, uma vez que são manifestações clínicas, deveras diferentes, de um mal do mesmo gênero e espécie. Em outras palavras, as subespécies somente entram se de fato forem necessárias, pois evita-se o risco grave de listar como subespécie um simples sintoma. Por exemplo, não se falará de neurose (gênero) obsessivo-compulsiva (espécie), da subespécie "dependência de jogo", uma vez que tal comportamento pode estar presente em diversos gêneros e diversas espécies. Igualmente não se registrará para a neurose (gênero), da espécie histérica, as subespécies "conversão e despersonalização", pois esses dois comportamentos podem ocorrer em outros gêneros e espécies. Essa diretriz adotada respeita o fato de que, se as subdivisões fossem amiúde aplicadas, o número de distúrbios mentais poderia chegar a muitas centenas e levar a becos sem saída, quando, para resolver o problema, seriam criadas novas entidades nosográficas. Já não seria lista sintética, mas analítica, o que se condena em psicotaxonomia. Quando isso ocorre, a etiologia é a primeira a ser frontalmente atropelada. Exemplos são a CID e o DSM. Para ilustrar, apenas sobre o "transtorno afetivo bipolar", na CID-11 são 35 tipos e subtipos, acrescidos de cerca de mais 30 "desordens depressivas", ou seja, classificaram-se, como novos males, sintomas semelhantes de mesma origem. No DSM-V, são 24 "bipolares", acrescidos de 23 "transtornos depressivos".

Relembre-se, mais esta vez, que comportamentos depressivos, hipodepressivos, maníacos e hipomaníacos são frequentemente vistos em inúmeras entidades nosográficas de gênero e espécie bem definidos, ou seja, repetindo, são sintomas, não entidades clínicas. Para que possam ter esse *status* é preciso várias outras características específicas, próprias, as quais definirão, por natureza, o mal.

Sobre a dita "comorbidade" (condição da pessoa que apresenta, ao mesmo tempo, mais de uma moléstia), isso é outra grave consequência do ensino hodierno fictício da Psiquiatria. Na época atual, praticamente não se veem mais diagnósticos puros: vários têm "comorbidade", entre aspas, pois não são de fato dois ou mais *morbus* que aparecem de modo simultâneo, mas a consequência da elevação de sintomas à categoria de entidade nosológica autônoma.

O recomendado é quando se verificam em um paciente dois verdadeiros males distintos, chanta-se o diagnóstico principal, que é dado pelo distúrbio mais evidente, associado ao outro menos evidente. Por exemplo, um deficiente mental e também epiléptico. Se for esta a principal manifestação clínica, então será epiléptico com retardo mental. Se for aquele o predominante, será retardamento mental com epilepsia. O que não se admite na ciência que lida com a classificação é retardo mental com comorbidade epiléptica, mais distúrbios do humor, distúrbios do comportamento etc. (manifestações clínicas vezeiras em ambas as patologias de base), como sói hoje acontecer. Ou seja: evitam-se, sempre que possível, diagnósticos múltiplos. No máximo, dois: um principal e outro associado.

Recapitule-se finalmente que qualquer classificação consiste em agrupar nomes de acordo com critérios estabelecidos, e a índole desses critérios resume-se em organizar os dados por semelhança de sintomas ou de manifestações de comportamento ou conforme o curso da doença ou da etiologia etc. Disso deflui que não há um único tipo de classificação que sirva para todos os propósitos. Em Medicina, quando se estrutura uma delas, é conveniente que sejam dadas algumas indicações sobre o significado de seus termos constituintes, que, a bem ver, é um glossário, o qual não será feito aqui, uma vez que refoge ao escopo precípuo do livro. Porém, registre-se que a índole da nosografia exposta respeita a nomenclatura clássica e consagrada, cujas doenças psíquicas, perturbações mentais e desenvolvimentos mentais retardados estão presentes em quaisquer livros-textos de Psiquiatria editados em vários idiomas no mundo ocidental. Basta consultá-los, o que dispensa elucidário.

LISTA DE DIAGNÓSTICOS PSIQUIÁTRICOS

1. **DOENÇAS MENTAIS**
    1.1 **Psicose**
        1.1.1 Esquizofrenia
            1.1.1.1 Paranoide
            1.1.1.2 Hebefrênica
            1.1.1.3 Catatônica
            1.1.1.4 Simples
            1.1.1.5 Residual
        1.1.2 Autismo de Kranner-Asperger
        1.1.3 Psicose esquizoafetiva
        1.1.4 Síndrome esquizofreniforme
        1.1.5 Psicose epiléptica
        1.1.6 Psicose maníaco-depressiva
            1.1.6.1 Monopolar
            1.1.6.2 Bipolar

1.1.7 Paranoia
    1.1.7.1 Interpretativa
    1.1.7.2 Reivindicativa
    1.1.7.3 Ciúmes
    1.1.7.4 Autorreferente
    1.1.7.5 Não especificada

1.1.8 Bufê delirante

1.1.9 *Folie à deux*
    1.1.9.1 Indutor
    1.1.9.2 Induzido

1.1.10 Psicose alucinatória crônica

1.1.11 Neurossífilis

1.1.12 Psicose sintomática
    1.1.12.1 Devido a HIV
    1.1.12.2 Devido a agentes tóxicos
    1.1.12.3 Devido a enfermidades cardiovasculares e respiratórias
    1.1.12.4 Devido a enfermidades digestivas e nutricionais
    1.1.12.5 Devido a enfermidades infecciosas
    1.1.12.6 Devido a enfermidades inflamatórias
    1.1.12.7 Devido a enfermidades endócrinas
    1.1.12.8 Não especificada

1.2 Toxicomania grave
    1.2.1 Monodependência
    1.2.2 Polidependência

1.3 Alcoolismo grave
    1.3.1 Sem psicose alcoólica

1.3.2 Com psicose alcoólica

1.3.3 Psicose de Korsakov

1.3.4 Embriaguez patológica

1.4 Lesão cerebral

1.4.1 Trauma de crânio

1.4.2 Tumor cerebral

1.4.3 Acidente vascular cerebral

1.4.4 Encefalopatia

1.4.5 Lesão cerebral mínima

    1.4.5.1 Com déficit de atenção

    1.4.5.2 Com hiperatividade

    1.4.5.3 Com outras disfunções neurológicas

1.4.6 Não especificada

1.5 Doença pré-senil

1.5.1 Doença de Alzheimer

1.5.2 Doença de Jacob-Creutzfeldt

1.5.3 Doença de Pick

1.5.4 Doença de Huntington

1.6 Doença senil

1.6.1 Arteriosclerose cerebral

1.6.2 Depressão involutiva

1.6.3 Mania involutiva

1.6.4 Presbiofrenia

1.6.5 Não especificada

1.7 Demência

1.7.1 Senil

1.7.2 Pré-senil

1.7.3 Corpos de Lewy

1.7.4 Frontotemporal

1.7.5 Parkinson

1.7.6 Vascular

1.7.7 Mista

1.7.8 Não especificada

2. PERTURBAÇÕES DA SAÚDE MENTAL
   2.1 **Toxicomania moderada**
   - 2.1.1 Monodependência
   - 2.1.2 Polidependência

   2.2 **Alcoolismo moderado**

   2.3 **Condutopatia**
   - 2.3.1 Parafílica
   - 2.3.2 Abúlica
   - 2.3.3 Antissocial
   - 2.3.4 Fanática
   - 2.3.5 *Borderline*
   - 2.3.6 Epiléptica
   - 2.3.7 Não especificada

   2.4 **Neurose**
   - 2.4.1 Obsessivo-compulsiva
   - 2.4.2 Histérica
   - 2.4.3 Fóbica
   - 2.4.4 Estresse pós-traumático
   - 2.4.5 Psicossomática
   - 2.4.6 Angústia

2.4.7 Síndrome do pânico
2.4.8 Distúrbios alimentares
2.4.9 Dismorfia corporal
2.4.10 Hipocondríaca
2.4.11 Neurastenia
2.4.12 Não especificada

2.5 Distúrbio humoral

2.5.1 Hipodepressivo
2.5.2 Hipomaníaco
2.5.3 Misto

3. DESENVOLVIMENTO MENTAL RETARDADO

3.1 Retardamento leve

3.2 Retardamento moderado

3.3 Retardamento grave

REFERÊNCIAS

ALEXANDER, F. *História da psiquiatria*. São Paulo: Ibrasa, 1968.

ALZHEIMER, Alois. Über eine eigenartige Erkrankung der Hirnrinde. *Allgemaine Zeitschrift für Psychiatrie und Psychish-Gerichtliche Medizin*, n. 64, p. 146-148, 1907. (Tradução para o inglês: WILKINS, R. H. Brody, I. A. *Arch. Neurol.*, n. 21, p. 109-110, 1969.)

AMERICAN PSYCHIATRIC ASSOCIATION. *Manual Diagnóstico Estatístico de Transtornos Mentais (DSM-5)*. Porto Alegre: Artmed, 2014.

ARDIN-DELTEIL, P. *L'épilepsie physique*. Paris: Baillière et Fils, 1898.

BAILLY, P. B. *Souvenir d'une élève des Ecoles de Santé de Strasbourg et de Paris, pendant la révolution*. Strasbourg: Strasbourg Medical, 1924.

BARROS, D. *O Estado de S. Paulo*, 17 out. 2019.

BEAUCHESNE, H. *Storia della psicopatologia*. Roma: Borla, 1990.

BRASIL. Ministério da Saúde. Secretaria de Atenção à Saúde. Secretaria de Gestão do Trabalho e da Educação na Saúde. *Guia prático do cuidador*. Brasília: Ministério da Saúde, 2008. (Séria A – Normas e manuais técnicos). Disponível em: https://bvsms.saude.gov.br/bvs/publicacoes/guia_pratico_cuidador.pdf. Acesso em: 21 jan. 2020.

BUSQUET, P. *Les biografies medicales*. Paris: Baillière, 1928.

CASTIGLIONI, A. *História da medicina*. São Paulo: Companhia Editora Nacional, 1947. v. 2.

CLASSIFICAÇÃO INTERNACIONAL DE TRANSTORNOS MENTAIS E DE COMPORTAMENTO DA CID-10. Porto Alegre: Artes Médicas, 1993, prefácio

COOPER, D. *Psiquiatria e antipsiquiatria*. São Paulo: Perspectiva, [s. d.].

ELLISON, K. *The Washington Post*. Tradução Prelorentzou, R. *O Estado de S. Paulo*, 5 abr. 2020.

ENTREVISTA: Marcia Angell. *Revista Ser Médico*, São Paulo: CRM, São Paulo, nov./dez. 2012.

ESQUIROL, J. E. *Des maladies mentales*. Bruxelles: Tircher, 1838. v. 2.

FDA approves Johnson e Johnson's Ketamine-like drug to treat sereve depression. *MarketWatch*, 5 mar. 2019. Disponível em: https://www.marketwatch.com/story/fda-approves-johnson-johnsons-ketamine-like-drug-to-treat-severe-depression-2019-03-05.

REFERÊNCIAS

FLOURENS, P. *De la phrenologie et des estudes vraies sur de cerveau*. Paris: Garnier Frères, 1863.

FOSSI, G.; PALLANTI, S. *Manuale di psichiatria*. Milano: Ambrosiana, 1994.

FOUCAULT, M. *História da loucura*. São Paulo: Perspectiva, 1978.

FREUD, S. *Obras completas*. España: Nueva, 1981.

GOTZSCHE, P. C. *Mental health survival kit*. Copenhagen: Institute for Scientific Freedom, 2020. p. 84 e 193. Disponível em: www.deadlymedicines.dk/books. Acesso em: out. 2020.

HARGER, T. *Dez drogas*. Disponível em: http://todavialivros.com.br/livros/dez-drogas. São Paulo: Todavia, 2020.

GUELFI, J. D. *Psychiatrie*. Paris: PUF, 1994.

JASPERS, K. *Psicopatologia geral*. Rio de Janeiro: Atheneu, 1973.

KAPLAN, H. I. *Synopsis of psychiatry*. 7. ed. Baltimore: Willians e Wilkins, 1994.

KRAEPELIN, E. *Trattato di psichiatria*. Trad. da 7. ed. alemã. Milano: Francesco Vallardi, 1907.

LÓPEZ, R. E. *Introdução à psicologia evolutiva de Jean Piaget*. São Paulo: Cultrix, 1974.

MALDONADO, R. G. *El extraño caso del Dr. Alzheimer*. Granada: Editorial Universitario, 2000.

MARTIRE, L. J. *História da medicina*. São Paulo: Suplemento Cultural da Associação Paulista de Medicina, n. 314, nov./dez. 2019.

MATTOS, J. *Manual das doenças mentais*. Porto: Campos e Godinho, 1884.

MAUDSLEY, H. *Le crime et la folie*. Paris: Felix Alcan, 1888.

MEDICINA E INDÚSTRIA. *O Estado de S. Paulo*, 26 out. 2008.

MESQUITA, F. L. *O Estado de S. Paulo*, 19 mar. 2019.

MORENO, A. M.; MORENO, D. H. *Da psicose maníaco-depressiva ao espectro bipolar*. São Paulo: Farma Editora, 2005.

OLIVEIRA, M. L. de. Aplicabilidade da inteligência artificial na Psiquiatria, *Debates em Psiquiatria*, ano 10, ABP, n. 1, jan./mar. 2020. p. 17.

PACHECO F. SILVA, A. C. *Aspectos da psiquiatria social*. São Paulo: Edigraf, [s. d.].

PALOMBA, G. A. *Dicionário biográfico da psiquiatria e da psicologia*. São Paulo: Juarez de Oliveira, 2009.

PALOMBA, G. A. *Psiquiatria forense:* noções básicas. São Paulo: Sugestões Literárias, 1992.

PALOMBA, G. A. *Tratado de psiquiatria forense civil e penal*. São Paulo: Atheneu, 2003.

PARIS, FACULTÉ DE MÉDICINE. Commentaires de 1777 à 1786. Paris: Steinheil, 1906. v. 2. p. 1136-1137.

PEIXOTO, A. *Epilepsia e crime*. V. Oliveira, 1898.

REFERÊNCIAS

PESSOTTI, I. *A loucura e as épocas*. São Paulo: Editora 34, 1994.

PESSOTTI, I. *O século dos manicômios*. São Paulo: Editora 34, 1996.

PINEL, Ph. *Memoire sur cette question proposée pour sujet d'un prix par la Société de Médicine*: determine quelle est la meilleure manière d'enseigner la médicine pratique dans un hôpital. Baltimore: Johns Hopkins University Press (The clinical training of doctors), 1980.

PINEL, Ph. *Traité médico-philosophique sur l'aliénation mentale*. 1. ed. Paris: Richard, Caille et Ravier, ano IX da Revolução Francesa, corresponde a 1801.

REVISTA CLÍNICA, Universidade de São Paulo, v. 31, n. 1, 2004.

RIBEIRO JÚNIOR, J. *Notícias Bibliográficas e Históricas*, ano 29, Campinas: PUC, n. 165.

RIBOT, Th. *Les maladies de la memoire*. 3. ed. Paris: Felix Alcan, 1900.

SIQUEIRA, L. A (in)discreta relação entre a ciência e a política. *Revista Eletrônica de Jornalismo Científico da SBPC*. Disponível em: www.comciencia.br. Acesso em: 29 fev. 2020.

SONENREICH, C.; ESTEVÃO, G. *O que psiquiatras fazem*. São Paulo: Lemos, 2007.

STARTUP de saúde recebe 2 milhões de dólares. *O Estado de S. Paulo*, 1º out. 2019.

STONE, M. H. *A cura da mente*. Porto Alegre: Artmed, 1999.

SZASZ, T. S. *O mito da doença mental*. São Paulo: Círculo do Livro, 1982.

SZEKELY, L. *Dicionário enciclopédico de la psique*. Buenos Aires: Claridad, 1958.

TEIXEIRA, J. As implicações práticas e epistemológicas da percepção delirante em psiquiatria. *Revista de Psiquiatria*, São Paulo, n. 29, v. 20, jun. 1976.

TOYNBEE, A. *A humanidade e a mãe terra*. Rio de Janeiro: Zahar, 1982.

VAZ, A. F. *Tratado de psiquiatria*. São Paulo: Edigraf, 1971.

VENDA DE ANTIDEPRESSIVOS CRESCE 21%. *O Estado de S. Paulo*, 9 set. 2017.

VILA SÃO PAULO. *Residência terapêutica*. São Paulo: folder, 2019.

WEINER, D. B. *Introdutory essay of Philippe Pinel*: the clinical training of doctors. Baltimore: Johns Hopkins University Press, 1980.

WOLF, M. *O cérebro no mundo digital*. São Paulo: Contexto, 2019.

WRIGGLESWORTH, R. *Minimal cerebral dysfunction*. London: R. C. Mackeith; M. Bax, 1963.

Este livro foi composto com a tipografia
Bell MT e Miryad Pro.

Impresso no Brasil

2021